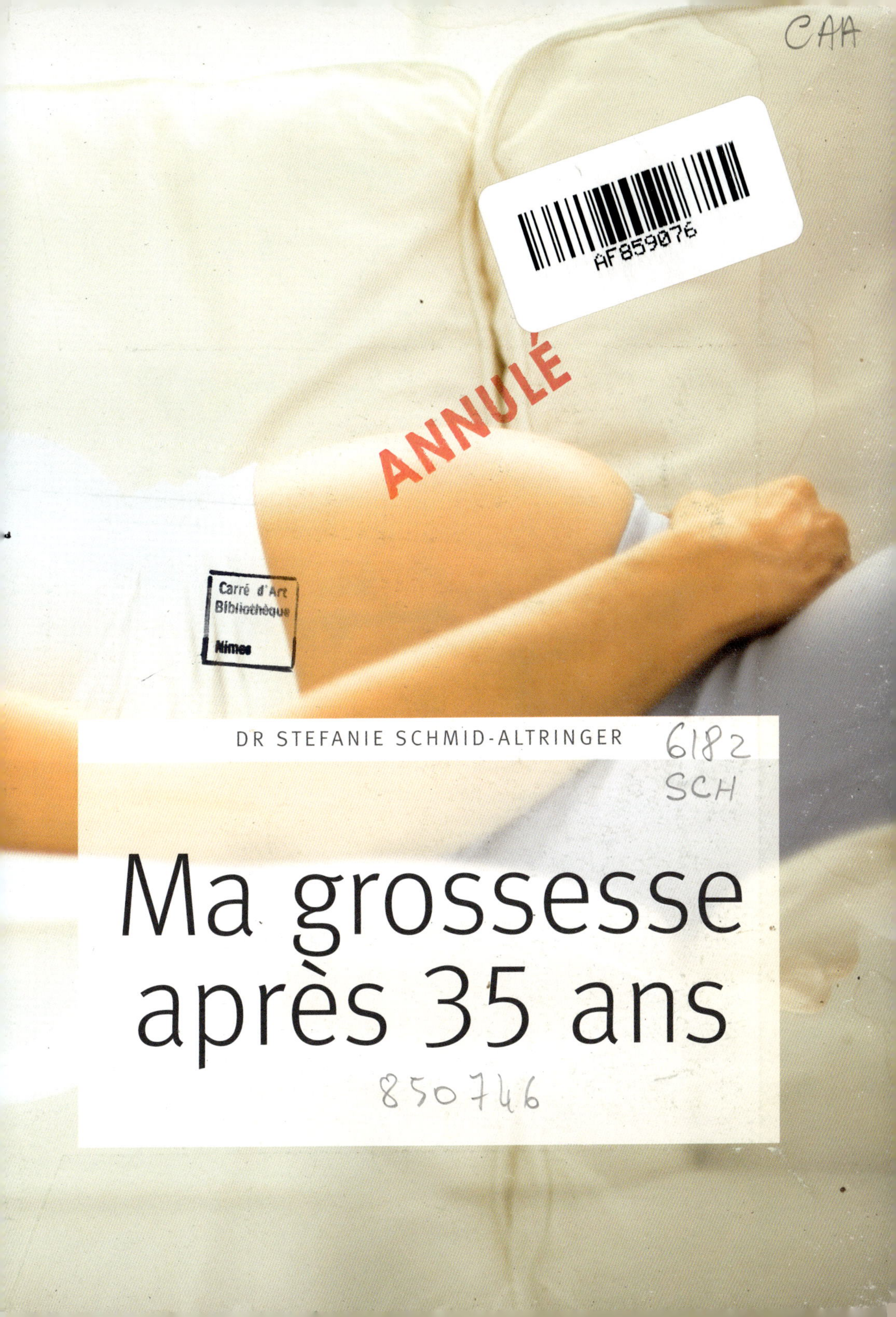

DR STEFANIE SCHMID-ALTRINGER

Ma grossesse après 35 ans

THÉORIE

PRATIQUE

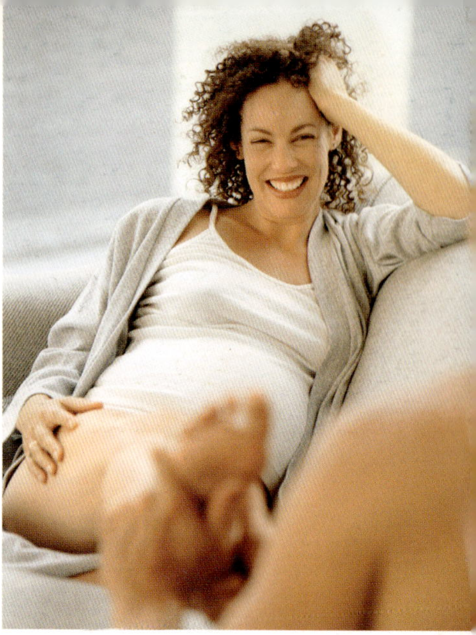

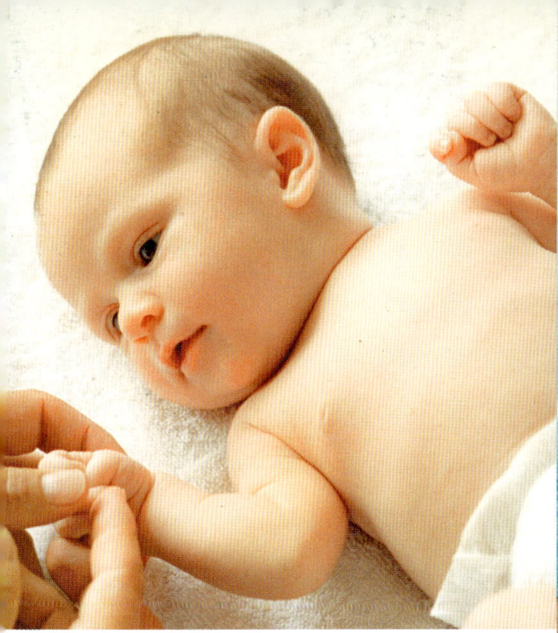

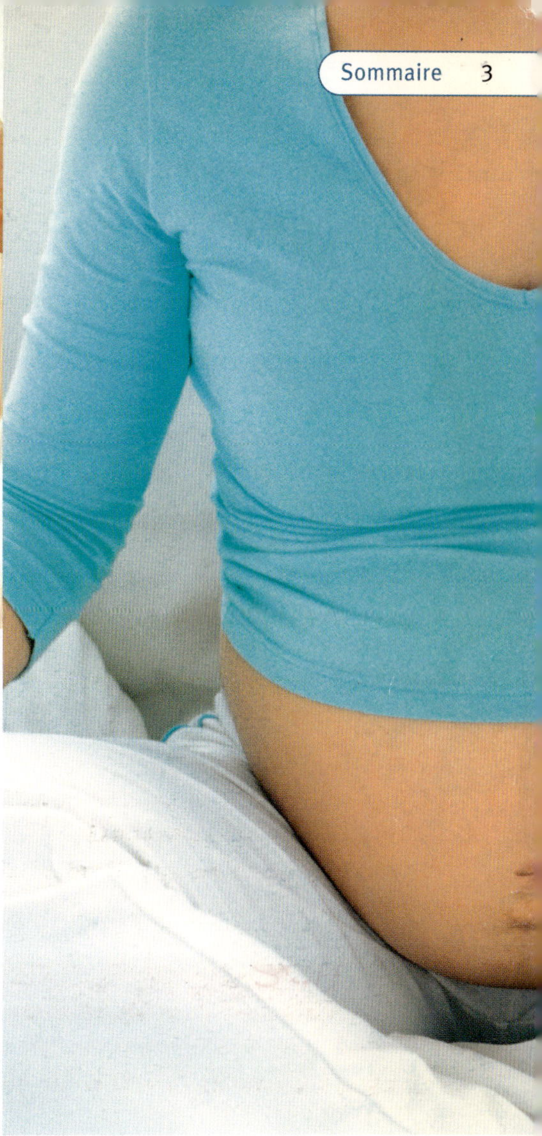

ANNEXES

L'AUTEUR

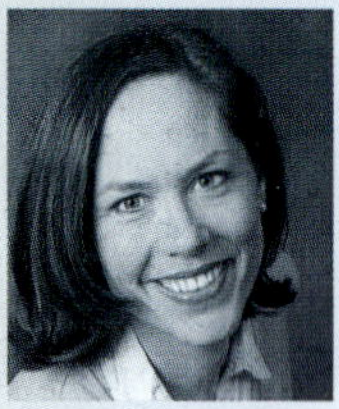

Dr Stefanie Schmid-Altringer

Née en 1967, Stefanie Schmid-Altringer est médecin, journaliste scientifique et réalisatrice. Depuis de nombreuses années, elle travaille pour la télévision et l'édition, avec pour thème privilégié les femmes et la médecine. Marquée par son expérience en gynécologie, ainsi que dans le domaine de la psychothérapie en profondeur au travers de la thérapie par la danse et par l'expression, elle souhaite encourager les femmes et les mères à s'appuyer sur leurs propres forces et ressources. Elle complète ses connaissances scientifiques par son expérience personnelle : mère comblée de deux filles (nées en 1999 et 2002), elle a « ressenti dans sa chair » les doutes, mais aussi toute la force et la tendresse qui accompagnent les femmes enceintes d'aujourd'hui.

AVANT-PROPOS

Si vous lisez ce livre, c'est que vous faites sans doute partie de ces femmes, toujours plus nombreuses, qui attendent un enfant après 35 ans. Félicitations ! Toutes les futures mères se posent des questions sur la grossesse et l'accouchement, et pour les femmes de plus de 35 ans s'ajoute le problème de l'âge. Vous vous demandez peut-être s'il vous faut prendre des précautions particulières pendant votre grossesse ? Vous aimeriez probablement savoir si les risques de maladies augmentent pour la mère et pour l'enfant ou vous informer sur les examens prénataux, qui sont parfois proposés avec insistance aux femmes de votre âge.

Stefanie Schmid-Altringer souligne que la plupart des grossesses se déroulent aussi bien après qu'avant 35 ans, même si le risque statistique de certaines maladies et complications augmente avec les années. Elle vous livre ses conseils pour que « l'heureux événement » en soit vraiment un et que vous preniez confiance dans votre corps.

En tant que chercheuses du groupe « Maternal Health » de l'université d'Osnabrück, ce livre nous incite à nous intéresser de plus près à la question du rôle de l'âge dans la grossesse. Quelles en sont les implications ? Au cours des dernières décennies, on a entouré les grossesses tardives de toutes les précautions pour prévenir chaque risque supposé et incité les femmes à accepter le diagnostic prénatal. Mais, jusqu'à présent, l'âge n'a jamais été envisagé comme un gage de connaissance, d'expérience et de sérénité. L'heure est aujourd'hui venue.

Christine Loytved
Sage-femme et chercheuse en santé publique
Université d'Osnabrück

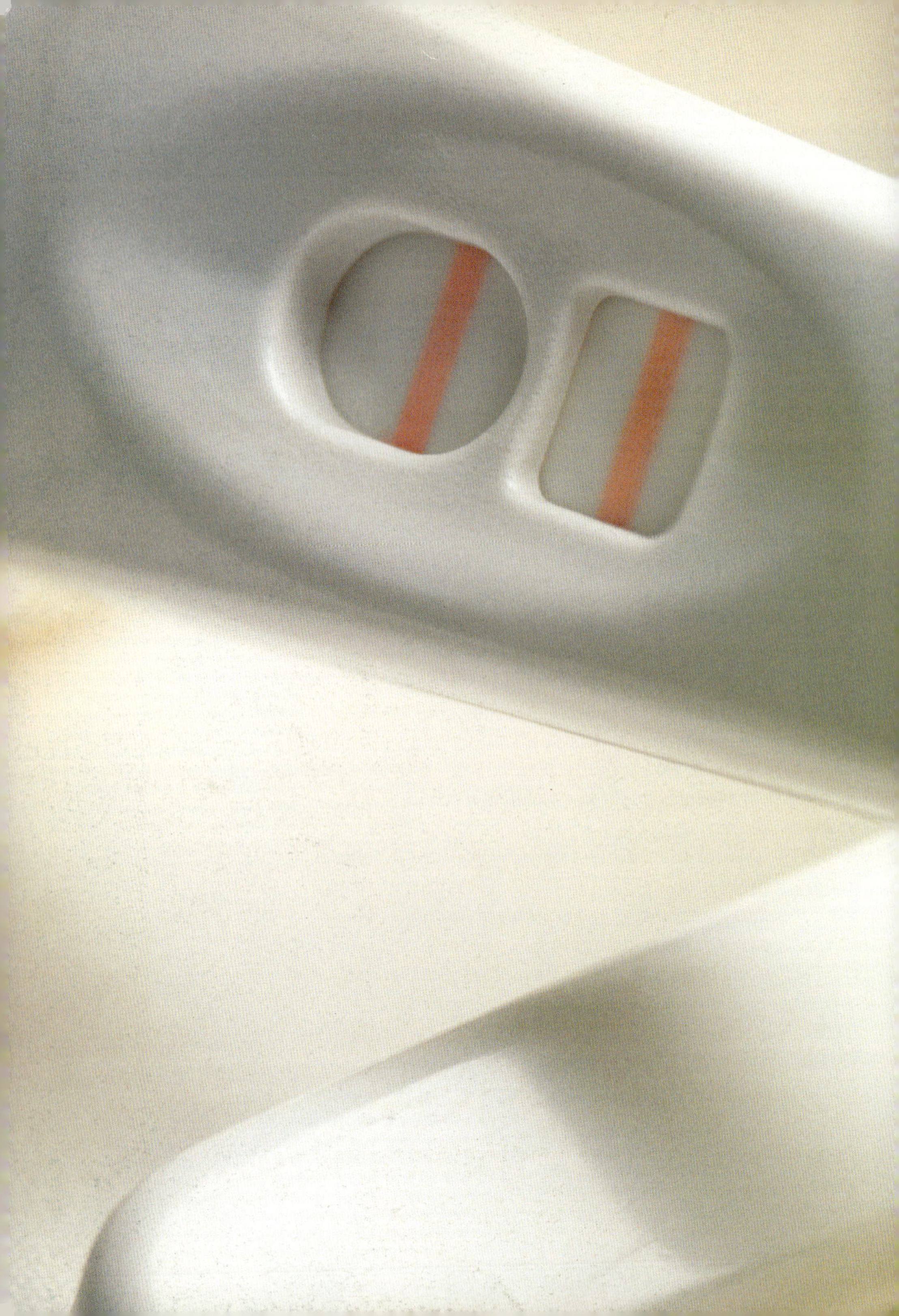

L'AVENTURE DE LA GROSSESSE

Une aventure passionnante vous attend :
vous êtes enceinte – et avez plus de 35 ans.
Acceptez ce défi, il vous enrichira !

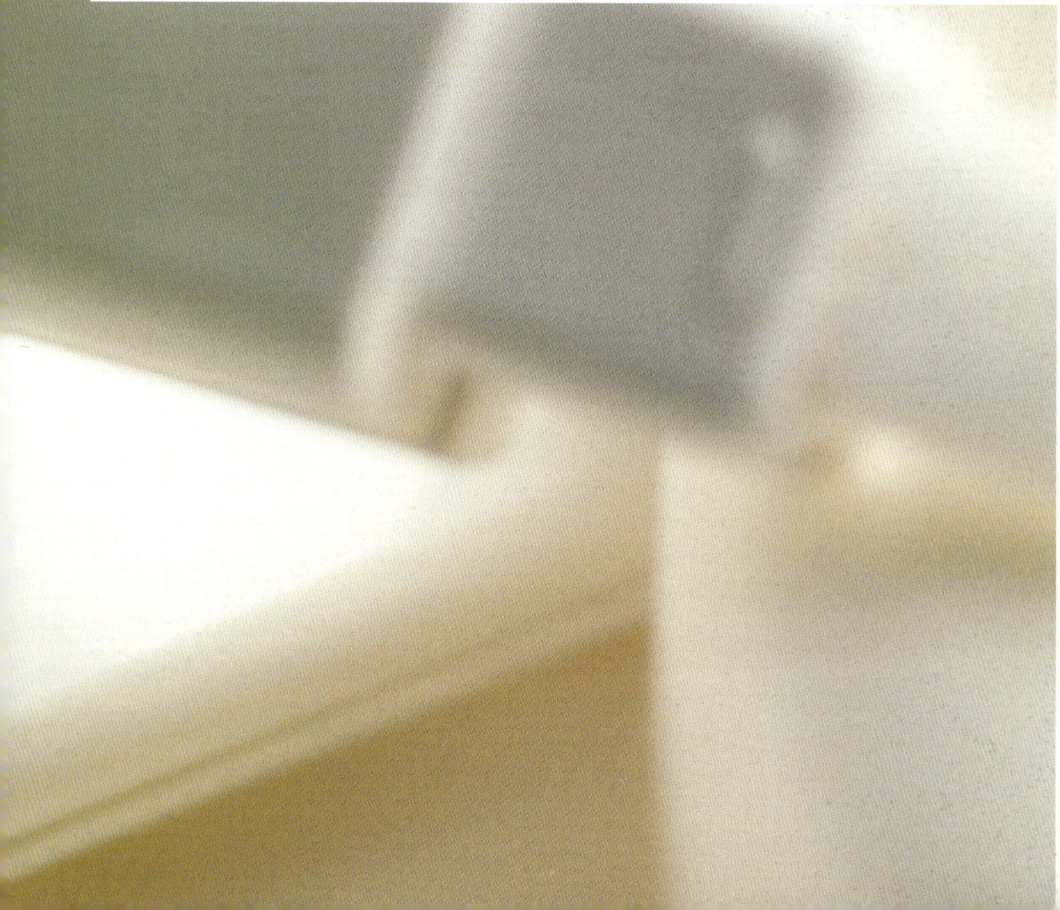

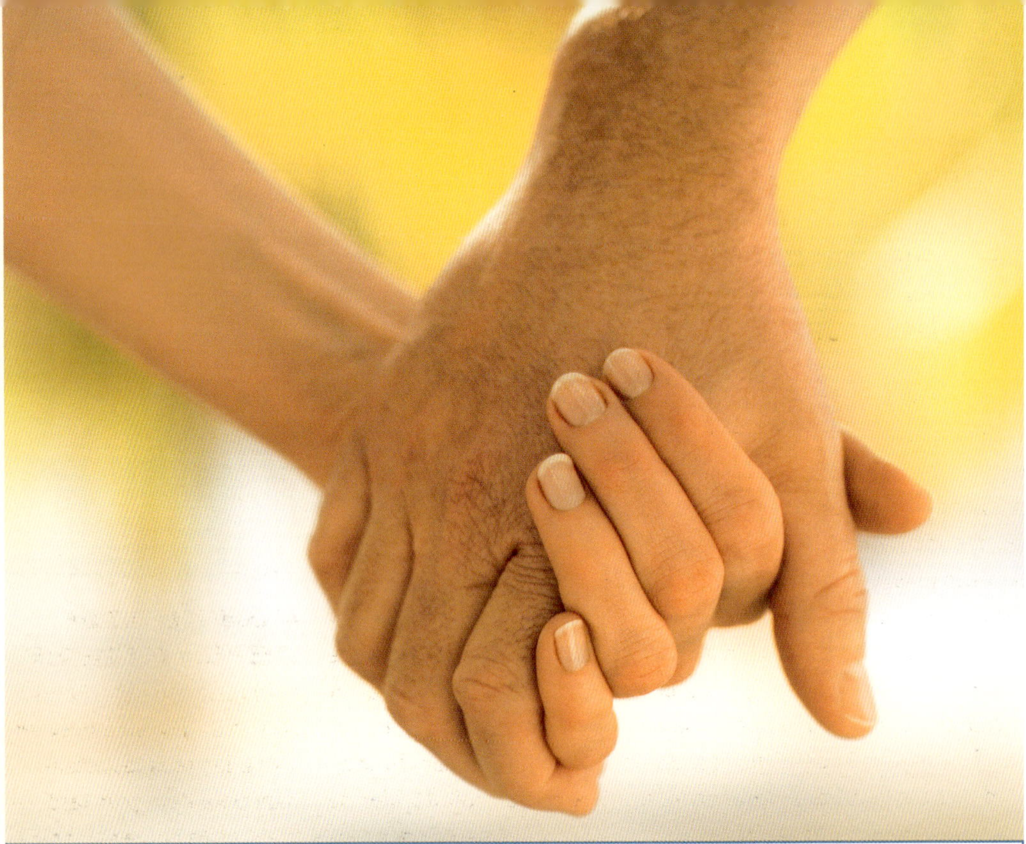

Le bon moment

Vous êtes enceinte et, espérons-le, c'est pour vous un « heureux événement » – à 35 ans ou plus. Pourquoi maintenant ? Les raisons peuvent être diverses : par exemple, vous avez enfin trouvé l'homme avec qui vous voulez fonder une famille, ou vous en êtes à une étape de votre carrière professionnelle où une pause bébé est financièrement envisageable ou souhaitable. Vers la quarantaine, la moitié des femmes « tentent simplement leur chance ». Quelle que soit votre motivation, vous avez décidé d'avoir un enfant et nous vous souhaitons bonne chance !

Votre expérience de la vie – Un avantage

Par chance, vous n'avez plus 20 ans ! Mais peut-être avez-vous un peu de nostalgie pour cet âge plein de curiosité, mais aussi d'incertitude et d'inconstance ? Quoi qu'il en soit, vous attendez un enfant aujourd'hui, alors que vous avez acquis une certaine expérience de la vie, êtes entrée dans la vie active et savez ce que vous voulez. Les statistiques montrent que les grossesses tardives sont plus courantes chez les femmes ayant un niveau d'instruction plus élevé. Leur formation et leur entrée sur le marché du travail requièrent tout simplement plus de temps. La plupart des futures mères de plus de 35 ans prennent mieux soin de leur santé et sont plus vigilantes que les femmes plus jeunes. Elles prennent au sérieux le suivi de leur grossesse, réduisant ainsi les risques statistiques. Selon les études, les femmes accouchant après 35 ans et leur bébé sont en aussi bonne santé que les mères plus jeunes et leur nourrisson. Pourtant, on continue de parler de « grossesse tardive » quand une femme est enceinte passé 35 ans. Cette expression est trompeuse, car elle suggère que ces femmes s'y prennent (trop) tard. Qui doit décider de l'âge idéal pour mettre au monde un enfant ? C'est peut-être justement aujourd'hui que vous avez le courage et la sérénité nécessaires pour prendre cette décision en toute conscience. Ne soyez donc pas impressionnée par ce terme médical. Vous êtes dans les temps !

ALLONGEMENT DE L'ESPERANCE DE VIE

Selon une étude de l'université d'Harvard menée en 1998, les femmes attendant un enfant plus tardivement suite à une grossesse spontanée vivent plus longtemps que les femmes enceintes plus jeunes.

Grossesse après 35 ans : une tendance

Il y a encore 30 ans, l'âge moyen de la première grossesse était de 24 ans, en même temps que le mariage. À cette époque, les femmes n'avaient pas la volonté d'être financièrement indépendantes. Pour beaucoup, l'instruction et l'expérience professionnelle arrivaient au second plan. Les choses ont changé : la plupart des femmes d'aujourd'hui sont plus ambitieuses. Elles veulent vivre et voler de leurs propres ailes avant de s'engager dans l'aventure d'une grossesse. Il n'est dès lors guère surprenant que la majorité des enfants soient aujourd'hui mis au monde par des femmes âgées de 30 à 37 ans. Au cours des dernières décennies, l'âge moyen de la première grossesse n'a cessé d'augmenter et les prévisions le confirment : la tendance est à la hausse !

Il n'est donc plus exceptionnel d'avoir un enfant au-delà de 35 ans. Il n'est par exemple plus rare de voir des femmes enceintes arborer des pattes d'oie tout simplement parce qu'elles ont dépassé la vingtaine. En 2004, sur 794 000 naissances en France, 17,5 % sont le fait de femmes âgées de plus de 35 ans. Et pourquoi pas, puisque l'espérance de vie des femmes atteint désormais 84 ans ? Malgré ces chiffres, les médias et les publicités offrent une tout autre image : la femme enceinte y apparaît toujours jeune, sans rides et rayonnante. Cette image de papier glacé n'a pourtant pas grand-chose à voir avec la réalité.

On observe une augmentation du nombre de naissances chez les femmes de plus de 35 ans au cours des dernières années. Source : INSEE, La situation démographique en 2004.

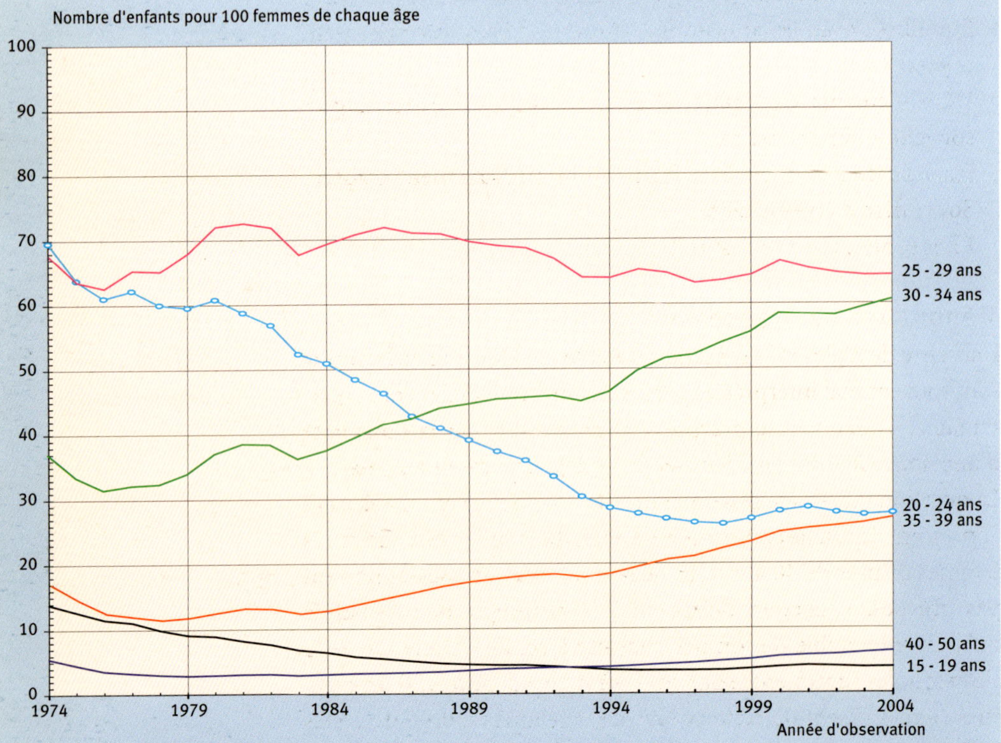

Champ : France métropolitaine
Lecture : 100 femmes qui auraient à tous les âges la fécondité de l'année 2004, mettraient au monde 190 enfants, dont 61 entre 30 et 34 ans ; dans les conditions de fécondité de 1974, sur 211 enfants, 37 seraient nés d'une mère de ce groupe d'âges
Source : tableau 44

« Enceinte à ton âge ? »

Malgré cette tendance, vous rencontrerez probablement des individus qui verront avec scepticisme votre grossesse qu'ils jugent tardive. Voici quelques arguments pour répondre à ces mauvaises langues :

- Politiquement correct : Mieux vaut tard que jamais, notre société a besoin d'enfants.
- Rangé : Les parents plus âgés ont déjà vécu et sont plus aptes à faire des sacrifices.
- Côté finances : Après 35 ans, la situation financière d'un ménage est généralement plus stable.
- Équilibré : Avec les années, les (futurs) parents se connaissent mieux.
- Désir d'enfant : Un enfant né de parents plus âgés est le plus souvent vraiment désiré.
- Insémination artificielle et procréation médicalement assistée : Soyez fière d'être enceinte !
- Philosophe : C'est le destin !!

CONSEIL : SOYEZ PRÉVOYANTE

Pour de nombreux couples de plus de 35 ans, les futurs grands-parents ne sont plus en mesure d'assurer le baby-sitting. Mieux vaut donc prévoir des alternatives suffisamment tôt : la voisine célibataire ou la fille d'une amie par exemple. Il existe également de nombreuses sociétés de service spécialisées.

Ménopause ou grossesse ?

L'absence de règles et la sensation durable de fatigue et de lassitude sont souvent mal interprétées par les femmes qui atteignent la quarantaine. « Ménopause précoce », pensent-elles, car la possibilité d'une nouvelle maternité leur semblait déjà appartenir au passé.
La question qu'elles se posent alors est de savoir si ces « douleurs » annoncent la ménopause ou une maladie plus grave. Chez les femmes de plus de 40 ans, plus de la moitié des grossesses ne sont pas prévues. Beaucoup délaissent la contraception, persuadées qu'il est impossible de tomber enceinte à cet âge. Dans une telle situation, les sentiments sont souvent contradictoires : d'un côté, elles se réjouissent de cette aventure sur le tard ; d'un autre, elles la refusent en bloc : l'allaitement, les couches – ce n'était pas au programme des prochaines années ni pour elles, ni pour leur compagnon. On peut ressentir les mêmes appréhensions à 35 ans. Abordez dès le début vos craintes de manière constructive, car

votre vie s'apprête à changer du tout au tout. Le test suivant vous permettra de mieux appréhender la situation.

Test : L'avenir avec votre enfant

Nous vous conseillons d'effectuer ce test avec votre compagnon. Pour que le résultat soit vraiment pertinent et utile, vous devez vous montrer francs et honnêtes.

- Répondez aux questions suivantes par écrit (séparément dans un premier temps) : À quoi allez-vous devoir probablement renoncer contre votre gré ? De quoi avez-vous peur ? Quelles sont les sources de satisfaction ?
- Toujours chacun de votre côté, entourez les deux points pour lesquels il vous est le plus difficile d'accepter le changement.
- Discutez de ces deux questions avec votre compagnon et essayez de trouver des solutions ensemble. N'hésitez pas à demander de l'aide à votre famille et à vos amis.

Le cap des 35 ans

Imaginons que vous avez 38 ans et que votre amie de 34 ans attend, elle aussi, un enfant. Vous êtes toutes les deux en bonne santé et, pourtant, vous ne bénéficiez pas du même suivi. Comme vous avez plus de 35 ans, votre médecin vous posera des questions plus ciblées sur les maladies plus courantes à votre âge, telles que le diabète, l'hypertension ou encore les fausses couches. Il vous sera également proposé de pratiquer un diagnostic prénatal pour détecter d'éventuelles anomalies chromosomiques chez votre bébé. Cet examen est pris en charge par la sécurité sociale.

Du simple fait que vous avez 38 ans, votre grossesse n'est pas envisagée sous le même jour par la médecine. Cette limite d'âge, qui définit les risques afférents à la grossesse, est artificielle, mais il est bien nécessaire d'en fixer une. Elle correspond approximativement à l'âge à partir duquel un examen invasif, c'est-à-dire comportant des risques pour la mère et l'enfant, doit être conseillé aux femmes enceintes. En effet, selon les études, les anomalies chromosomiques chez l'enfant augmentent avec l'âge de la mère. Par exemple, le risque de donner naissance à un enfant atteint de trisomie 21 (appelé syndrome de Down dans les pays anglo-saxons) est de 1/900 à 30 ans, 1/380 à 35 ans et 1/110 à 40 ans. Dans ce contexte, le prélèvement de villosités choriales (page 49) et l'amniocentèse (page 55), quoique renfermant un risque de fausse couche, sont plus justifiés après 38 ans que chez les femmes plus jeunes. À partir de 40 ans, on risque plus de mettre au monde un enfant trisomique que de faire une fausse couche suite à une amniocentèse. Mais rassurez-vous : les deux sont très rares. Pour les gynécologues, le cap des 35 ans signifie simplement que votre grossesse doit faire l'objet d'un suivi plus approfondi et attentif – ce qui est évidemment aussi le cas des grossesses des femmes de moins de 35 ans !

Petit rappel historique

Au sortir de la guerre en 1945, la mortalité infantile était très élevée et les pouvoirs publics ont donc décidé d'encadrer le suivi de la grossesse par la loi. Les femmes enceintes bénéficient d'une surveillance médicale qui s'appuie sur une réglementation, laquelle prévoit la prise en charge complète des consultations de suivi de toutes les futures mères par la caisse d'assurance-maternité, ainsi que des examens prénataux obligatoires. Par ailleurs, le service de Protection Maternelle et Infantile propose un accompagnement gratuit à toutes les femmes enceintes et aux parents par le biais de sages-femmes et de puéricultrices qui peuvent se déplacer à domicile. Ces mesures préventives ont donné naissance à la notion de grossesse à risque. Les femmes concernées doivent faire l'objet d'une surveillance rapprochée afin de limiter ces risques.

Favorisées par les progrès de la médecine, les mesures engagées au cours des 30 dernières années ont porté leurs fruits : la mortalité maternelle a sensiblement reculé en France. Cependant, les études montrent que la France continue d'afficher l'un des taux de mortalité maternelle les plus élevés du continent. On compte entre 9 et 13 décès pour 100 000 naissances vivantes. L'une des raisons est sans doute à rechercher dans le recul de l'âge de la première grossesse : le risque de mort maternelle est 8 fois plus élevé à 40 ans qu'entre 20 et 24 ans. C'est ce qui explique le suivi renforcé des

IMPORTANT
En médecine, le terme « risque » désigne uniquement le risque théorique. Et il est très faible.

grossesses tardives. Toutefois, cette médicalisation accrue est parfois source d'angoisse

Les grossesses à risque

En France, une grossesse sur cinq est classée « à risque ». Il s'agit des grossesses pouvant menacer la santé de la mère et celle de son enfant. Elles sont surveillées de près afin d'éviter une fausse couche ou un problème grave à l'accouchement pour la femme et une naissance prématurée ou une souffrance cérébrale pour l'enfant. Une grossesse peut être à risque au début, puis devenir normale par la suite, ou inversement. La grossesse peut elle-même provoquer un diabète ou une hypertension artérielle. On sait par exemple qu'une hypertension survient au cours de 10 % des grossesses environ. Les grossesses multiples ou tardives entrent également dans cette catégorie.
Il est intéressant de constater que la définition de grossesse à risque n'est pas la même dans tous les pays. En Allemagne, par exemple, plus de la moitié des grossesses sont considérées à risque et 52 facteurs de risque sont identifiés par la médecine.

Une notion dépassée depuis longtemps

Le cap des 35 ans en dit peu sur le déroulement de la grossesse du point de vue de la santé. Malheureusement, l'idée selon laquelle le risque lié à l'âge commence à 35 ans pour toutes les femmes reste largement répandue (y compris parmi les gynécologues). Pourtant, pour les spécialistes de la médecine prénatale, cette généralisation est depuis longtemps dépassée. Selon eux, un profil de risque personnalisé devrait être établi pour chaque femme qui attend un enfant, dont l'âge ne constituerait que l'un des éléments. Ce qui est beaucoup plus déterminant, ce sont l'état de santé et le comportement de la femme. Par exemple, une femme jeune qui fume et est en surpoids présente beaucoup plus de risques de complications liées à la grossesse (parmi lesquels l'hypertension artérielle – page 87 – et la prématurité) qu'une femme de plus de 35 ans en bonne santé, qui se nourrit sainement et a une activité physique suffisante. La limite arbitraire des 35 ans n'est donc pas un critère permettant de caractériser la qualité de votre grossesse. Sur le plan médical, il n'existe aucune réserve particulière à ce sujet. Et pourtant, dès que vous êtes classée dans la catégorie des plus de 35 ans, l'inquiétude pointe le bout de son nez, même si, en ce qui vous concerne, vous aimeriez vous réjouir de votre état et n'avez peut-être aucune idée préconçue sur le « risque lié à l'âge » et « les grossesses à risque ». Vous n'êtes pas la seule : la plupart des femmes de plus de 35 ans ne perçoivent pas ce risque pendant leur grossesse, car elles se sentent en forme et en bonne santé. Le risque prétendument lié à leur âge leur est pourtant rappelé tout au long de leur grossesse. On leur explique l'augmentation de la fréquence des anomalies chromosomiques et on leur propose des examens supplémentaires. Sur l'heureux événement se greffent alors des angoisses inutiles. La responsabilité en incombe notamment à l'imprécision du jargon médical, qui ne fait pas la distinction entre les risques réels et les risques théoriques. Les médecins englobent dans la notion de grossesse à risque les maladies effectivement existantes, mais aussi les facteurs de risque qui peuvent en théorie entraîner des maladies. Les femmes qui ont développé un diabète sucré avant leur grossesse sont considérées autant à risque que vous du fait que vous avez plus de 35 ans, alors que vous êtes en pleine santé. Cette classification signifie que votre médecin prêtera plus particulièrement attention à certaines maladies en raison de votre âge. Ce n'est plus d'actualité ! Il faut absolument distinguer les deux catégories suivantes :

- Les patientes qui sont atteintes d'une pathologie (haut risque) doivent faire l'objet d'une surveillance approfondie.
- Les grossesses qui ne présentent qu'un risque théorique (risque faible) nécessitent un suivi moins poussé. Cela met fin à une inquiétude non fondée.

LES RISQUES LIÉS À LA GROSSESSE

Les spécialistes identifient différents risques liés à la grossesse. L'interrogatoire médical mené lors de la première consultation permet de dégager les éventuels facteurs de risque afin de proposer une prise en charge adaptée. Citons notamment le risque génétique en cas d'antécédents familiaux, le risque de complication d'une maladie préexistante chez la mère ou le risque de grossesse extra-utérine.

Plus de 35 ans et en bonne santé ?

Si vous appartenez à la deuxième catégorie, vous serez sans doute moins confrontée aux inconvénients de l'obstétrique moderne. En lisant ces mots, vous pouvez donc vous détendre – dans la mesure où vous conservez des habitudes de vie saines et continuez à être raisonnable. Nous y reviendrons plus en détail à partir de la page 92. En attendant que cette approche soit adoptée par tous les médecins, vous devriez revoir votre image des grossesses après 35 ans : vivez pleinement cet heureux événement et renforcez votre confiance en vous appuyant sur des « images intérieures » (page 117) !

Ce que disent les statistiques

Après 35 ans, la plupart des grossesses se déroulent normalement et sans problème. « Aujourd'hui, les femmes de cet âge sont en forme et en bonne santé ! », disent à l'unanimité les gynécologues et les sages-femmes interrogées dans le cadre de ce livre. Pourtant, certaines complications sont plus fréquentes avec l'âge – si l'on en croit les statistiques – comme l'hypertension gravidique (page 87) ou le diabète gestationnel (page 88). Mais sachez que seule une minorité des grossesses est concernée : 20 % des femmes enceintes ont un problème de tension artérielle et le métabolisme glucidique est perturbé chez 10 % à 15 % d'entre elles. De plus, ces deux maladies prennent souvent des formes atténuées et peuvent être traitées de manière adaptée à un stade précoce. Dans de rares cas – tout comme chez les femmes enceintes plus jeunes – elles peuvent déboucher sur des complications sévères. Là encore, l'obstétrique moderne a les moyens de limiter les risques pour la mère et l'enfant.

Qu'est-ce que tout cela signifie pour vous ?

- Il est très probable que votre grossesse se déroule normalement. Ne soyez pas inutilement effrayée par les statistiques et restez sereine.
- Évaluez vous-même votre risque personnel. N'oubliez pas de prendre en compte les autres facteurs de risque, comme le surpoids, le tabagisme et l'alcool, mais aussi le stress et l'âge précis,

DES STATISTIQUES PEU PROBANTES

De nombreuses études scientifiques se sont penchées sur la question de l'incidence de l'âge maternel sur la grossesse et l'accouchement. Malheureusement, la plupart d'entre elles reposent sur une erreur de raisonnement fondamentale : toutes les femmes de plus de 35 ans (ou de plus de 40 ans) sont classées dans la même catégorie, quel que soit leur état de santé au début de la grossesse. De même, les habitudes de vie (tabagisme, alimentation, activité physique) et les facteurs sociaux, qui ont une influence déterminante sur les résultats, ne sont pas pris en compte. Les statistiques ne sont donc pas suffisamment solides pour que les femmes enceintes de plus de 35 ans qui sont en bonne santé (et leur médecin) puissent s'y référer.

c'est-à-dire 35, 40 ou 45 ans. Les femmes de plus de 35 ans ne forment pas un groupe homogène.

> Déterminez s'il existe une raison concrète de vous inquiéter.
> Découvrez aux pages 88 et 89 ce que vous pouvez faire pour prévenir les éventuelles complications, comme l'hypertension ou le diabète.

Tous les débuts sont merveilleux... et difficiles

Chaque grossesse a sa propre histoire : avec la diminution de la fertilité au fil des ans, certaines femmes de plus de 35 ans ont attendu plus longtemps avant de tomber enceintes ou ont déjà vécu une fausse couche. Une telle expérience laisse des traces. Dans ce cas, la joie procurée par l'annonce de la grossesse est souvent occultée par la question de savoir si celle-ci ira à son terme et donnera naissance à un enfant en bonne santé. Cette inquiétude est parfaitement compréhensible, car, les années passant, la chance d'avoir droit à une deuxième ou une troisième tentative s'amoindrit. Cette pression est difficile à supporter. C'est pourquoi vous avez besoin d'une bonne dose d'optimisme et de confiance. La technique de la visualisation, une sorte d'autohypnose (page 117), pourra vous aider. Et n'oubliez jamais que votre corps de femme fonctionne à merveille.

Renforcez votre confiance

Pour cela, vous avez avant tout besoin d'avoir confiance en vous, mais aussi dans votre enfant. Cela peut vous sembler bizarre. « Comment puis-je accorder ma confiance à un enfant qui n'est pas encore né ? ». Mais c'est possible. Établissez le contact le plus tôt possible avec votre bébé : parlez-lui, caressez votre ventre ou laissez simplement aller votre imagination. Cette relation, encore fragile, va tellement s'affermir que vous tiendrez vraiment votre bébé dans les bras quand il naîtra. Beaucoup de femmes disent que le contact avec leur enfant leur a donné de la force, en particulier pendant les périodes de doute : « Je savais qu'il allait bien. »

Votre compagnon devient père

De jour en jour, vous devenez une future mère (ou la mère d'un deuxième, troisième... enfant). Un changement que vous devez assimiler. Il est fort probable que votre compagnon ait également plus de 35 ans. Tout comme vous, il doit maintenant dire adieu à sa vie en couple sans enfant. Pour lui aussi commence une nouvelle étape de sa vie, pleine d'inconnu : il va être père.

Alors que les premiers signes de la grossesse sont déjà perceptibles chez vous (vos seins sont très sensibles, il vous arrive parfois de pleurer pour un rien), votre compagnon ne peut encore rien voir ni rien ressentir. Il a malgré tout affaire à une femme en pleine mutation, qui, peut-être pour la première fois, exprime le besoin impérieux de s'appuyer sur lui. Pour vous deux, il s'agit d'une aventure en terre inconnue.

CONSEIL

Vous avez plus de 35 ans et vous êtes enceinte. Vous pourriez bien sûr vous focaliser sur les inconvénients, les incertitudes et les risques de votre grossesse. C'est ce qu'ont tendance à faire les femmes pour ensuite rechercher des solutions. Dans votre situation, il est cependant préférable de vous concentrer sur les aspects positifs. Exemple : vous êtes certes fatiguée, mais vous pouvez supporter cette fatigue afin d'investir toutes vos forces dans la croissance de votre enfant. Voir les choses sous un jour positif, leur conférer une nouvelle valeur, c'est ce qu'on appelle *réinterprétation* en psychologie. Une technique qui pourra vous être très utile.

Nous sommes une équipe !

N'oubliez jamais que vous voulez vivre ensemble votre vie future avec votre enfant. Le bras de fer ou le rapport de force entre les parents concernant le partage des tâches aura tôt fait de se faire jour après la naissance. Mieux vaut donc intégrer l'esprit d'équipe et de fair-play dès le début de la grossesse ! Une fois que l'enfant sera là, il sera en effet beaucoup plus difficile d'entreprendre une telle refonte de votre vie de couple. Tenez une sorte de conférence sur le sujet avec votre compagnon. Vous pouvez par exemple planifier et organiser les domaines suivants, ensemble et d'un commun accord :

- Ménage ;
- Autres enfants (le cas échéant) ;
- Temps de détente pour chacun ;
- Activités communes (pourquoi pas des massages ?) ;
- Rendez-vous chez le gynécologue.

Mettez également à profit les aptitudes professionnelles que vous avez acquises dans votre métier. Vous devez maintenant penser de façon efficace et stratégique !

Apprenez à parler

Sans enfant, les tâches ménagères sont partagées à parts égales. Dans les couples de plus de 30 ans, les deux partenaires sont généralement actifs et s'occupent ensemble du quotidien (du moins en théorie). Certains forment depuis plusieurs années une équipe bien rôdée. Mais avec la grossesse, la relation évolue. La répartition des tâches doit désormais prendre en compte les capacités et les désirs de chacun. Les choses changent dès le premier trimestre : la femme a soudain de nouveaux besoins. Elle a par exemple envie de se sentir plus épaulée et en sécurité, même si, jusqu'à présent, elle tenait à son indépendance comme à la prunelle de ses yeux.

Quand l'enfant sera là, vous donnerez toutes les chances à votre relation si vous apprenez à parler de ces nouveaux besoins, que votre compagnon comme vous avez parfois du mal à comprendre. Vous devez respecter deux règles d'or en matière de communication :

1. Vous ne devez pas deviner ce que l'autre veut.
2. Si vous avez besoin de quelque chose, vous devez en faire part à votre compagnon en toute franchise – même si cela peut lui paraître incongru.

LES JEUNES PAPAS SONT ÉGALEMENT PLUS VIEUX

Aujourd'hui, les hommes deviennent pères pour la première fois à 34 ans en moyenne.

Et la sexualité ?

Sur le plan médical, rien ne s'oppose aux rapports sexuels pendant la grossesse. Beaucoup de femmes qui ont eu du mal à tomber enceintes à un âge plus avancé se sentent frustrées dans leur sexualité par peur pour leur enfant. Pourtant, si votre grossesse ne présente aucun risque particulier, vous n'avez aucune raison de vous inquiéter. En effet, ni les contractions rythmées de l'utérus au moment de l'orgasme, ni le contact du pénis avec le col n'ont d'incidence sur l'enfant. Plus que la baisse de libido des femmes enceintes, souvent invoquée, mais pas toujours avérée, ce sont ces appréhensions ou l'inhibition provoquée par le fait « qu'il y a quelqu'un d'autre » qui bloquent certains couples. Bien sûr, il est évident que la fatigue, la tension des seins, les nausées, etc., ne sont pas particulièrement propices aux câlins. Mais beaucoup de femmes continuent d'avoir une sexualité pendant cette période exceptionnelle – parfois de façon plus tendre et plus intime.

CONSEIL

Bien qu'il ne porte pas votre enfant, votre compagnon est, lui aussi, embarqué dans cette aventure. Ce n'est pas si simple ! De surcroît, les hommes de plus de 35 ans n'ont pas de modèle auquel se référer. Leurs pères n'envisageaient pas leur rôle de la même manière. C'est pourquoi il est important de montrer à votre compagnon que son point de vue compte autant que le vôtre et de le remercier de son implication.

QUESTIONS FRÉQUENTES

Qu'est-ce qui change après 35 ans ?

Même les femmes qui attendent leur premier enfant à plus de 35 ans restent ouvertes à l'éventualité d'une nouvelle grossesse, comme le montrent les questions suivantes.

Une grossesse après 35 ans est-elle aussi difficile selon qu'il s'agit du 1er, 2e ou 3e enfant ?

Les femmes de plus de 35 ans qui attendent un 2e ou un 3e enfant disent souvent que la difficulté n'est pas tant liée à leur âge qu'au fait que, contrairement à ce qui avait été le cas pour leur(s) grossesse(s) précédente(s), elles sont considérées comme à risque. Il leur manque le soutien positif qui leur permettrait de prendre confiance en elles. Officiellement, les femmes âgées de 35 à 39 ans qui attendent leur 2e ou 3e enfant ne sont pas classées dans la catégorie des grossesses à risque, à l'inverse des femmes de plus de 40 ans ou des femmes de plus de 35 ans qui attendent leur 4e enfant.

Mon compagnon et moi-même avons plus de 40 ans. Notre enfant sera-t-il enfant unique ?

Si vous êtes en bonne santé, rien ne vous interdit, sur le plan médical, d'avoir un autre enfant. Mais, évidemment, la fertilité décroît sensiblement à partir de 40 ans. Le mode de vie de votre compagnon a en outre une influence importante sur sa propre fertilité. Le stress, l'alcool, le tabagisme et une mauvaise hygiène alimentaire amoindrissent la qualité du sperme. Le nombre de femmes ayant un enfant entre 40 et 44 ans ne cesse cependant d'augmenter.

À 38 ans, est-ce que je dois m'inquiéter plus pour ma grossesse qu'une femme plus jeune ?

Oui, un peu plus si c'est votre premier enfant. Mais, en principe, seulement les premiers mois, car plus la grossesse avance, moins le risque de fausse couche est élevé. La raison en est simple : avec les années, le nombre d'anomalies chromosomiques augmente, y compris celles qui ne sont pas viables. Dans ce cas, une fausse couche peut intervenir dans les premiers mois de la grossesse. Si l'on est positif, ces fausses couches peuvent être vues comme une sorte d'interruption naturelle de grossesse, qui vous épargne une décision difficile. Malgré tout, une fausse couche est toujours une déception, que l'on est en droit de déplorer !

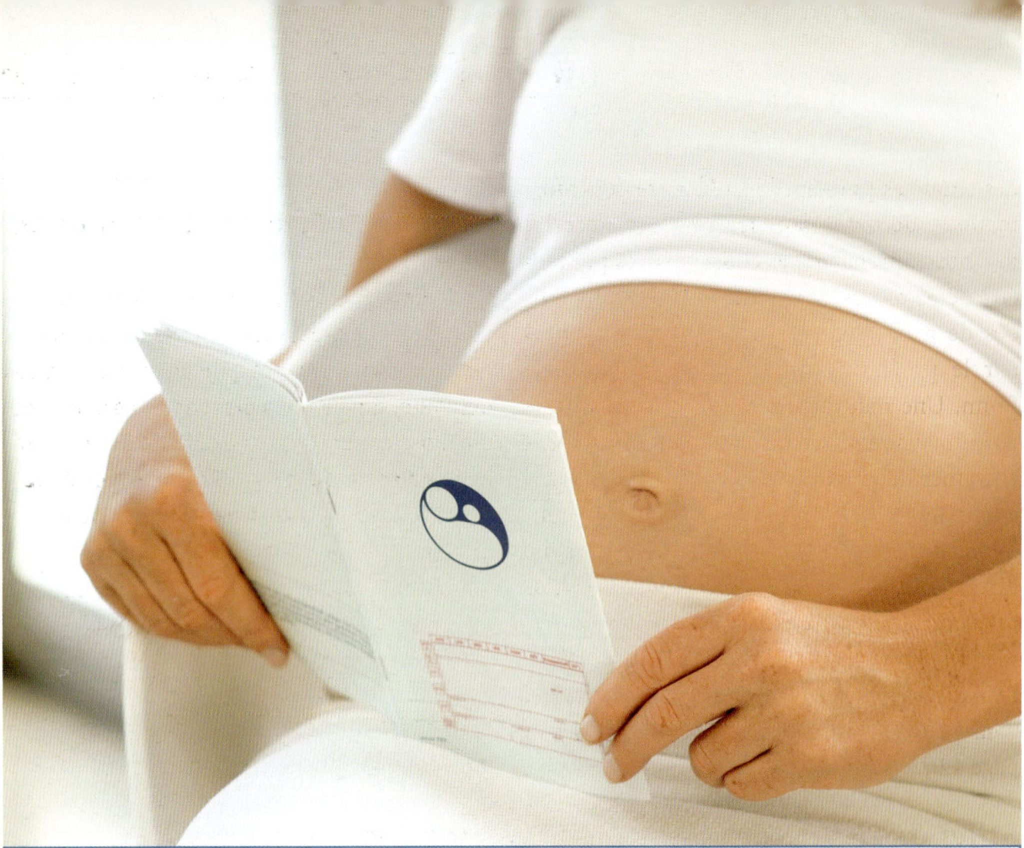

Suivi de la grossesse et diagnostic prénatal

Parce que vous avez plus de 35 ans, votre grossesse est considérée à risque et des examens supplémentaires peuvent vous être proposés. Vous pouvez les accepter, mais vous n'y êtes pas obligée. Cela vaut aussi bien pour le suivi de la grossesse que pour le diagnostic prénatal, qui est souvent recommandé avec insistance aux femmes de plus de 38 ans. Peu de parents savent quand finit le suivi de la grossesse et quand commence le diagnostic prénatal. De plus, il est difficile de s'y retrouver dans la pléthore d'examens existants.

Les enquêtes pointent l'insuffisance des informations délivrées aux femmes au sujet du diagnostic prénatal. Les conséquences peuvent être désastreuses, comme l'ont montré les études de gynécologie psychosomatique menées par le professeur Anke Rhode du CHU de Bonn. Une mauvaise décision prise à la suite d'un malentendu ou d'une ignorance peut entraîner de graves problèmes psychologiques à long terme. C'est pourquoi nous vous expliquons dans ce chapitre la différence entre suivi de grossesse et diagnostic prénatal. Nous reviendrons en détail sur les différents examens à partir de la page 42. N'hésitez pas à demander les conseils d'un professionnel si vous pensez avoir besoin d'aide (voir adresses page 126).

LE GYNÉCOLOGUE ET LE SUIVI DE LA GROSSESSE

C'est votre gynécologue qui est chargé du suivi de votre grossesse. Il s'assure notamment que vous et votre bébé allez bien. En cas de doute, il peut vous prescrire un examen de diagnostic prénatal, par exemple si la mesure de l'épaisseur de la nuque (clarté nucale) du fœtus le justifie. Cet examen est réalisé à l'hôpital.

Suivi de la grossesse – Dans tous les cas

Aux termes de la loi, chaque femme a le droit d'être régulièrement conseillée, examinée et traitée par un médecin ou une sage-femme. Ce suivi est pris en charge par l'Assurance-maternité. Si c'est aujourd'hui une évidence, cela n'a pas toujours été le cas (page 13). La déclaration de grossesse permet de bénéficier de la prise en charge des examens prénataux et des prestations sociales. La plupart des femmes enceintes acceptent ce suivi et sont même parfois prêtes à payer de leur poche, par exemple pour une échographie en trois dimensions (3D), voire une échographie en 4D en temps réel, qui permet de suivre les mouvements du bébé.

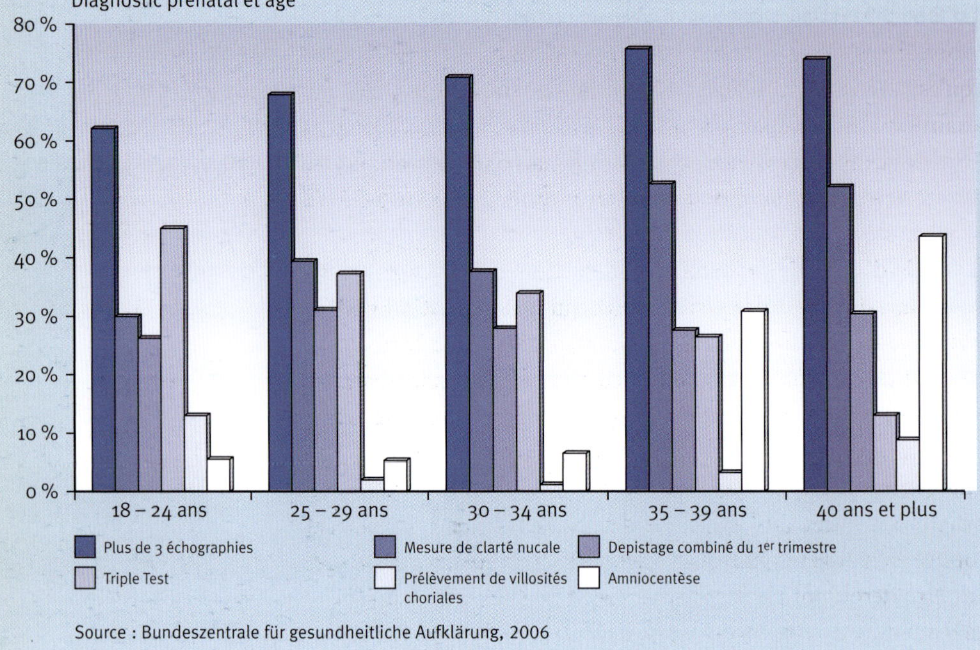

Les femmes de plus de 35 ans font beaucoup plus souvent appel aux méthodes de diagnostic invasives, la plus courante étant l'amniocentèse.

Le suivi de la grossesse comprend des contrôles réguliers destinés à prévenir les risques pour la vie et la santé de la mère et de l'enfant, et à identifier et traiter en temps voulu les éventuels problèmes de santé. Il est en effet incontestable qu'une maladie détectée précocement a plus de chances d'être traitée avec succès. À partir de 38 ans ou si votre médecin le juge nécessaire, le suivi de la grossesse peut également englober un diagnostic prénatal. L'amniocentèse (page 55) est remboursée pour les femmes de plus de 38 ans ou en cas de risque. En outre, des échographies supplémentaires peuvent vous être prescrites en plus des trois échographies normales.

Diagnostic prénatal – Seulement si vous le souhaitez, même après 35 ans

Si vous attendez votre premier enfant, vous ne savez peut-être pas ce qu'est le diagnostic prénatal. Vous supposez sans doute qu'il s'agit d'examiner l'enfant que vous portez, car le terme « prénatal » signifie bien « avant la naissance ». C'est vrai, mais dans la pratique, il a une autre signification, qui peut prêter à confusion pour les non-spécialistes.

En fait, le diagnostic prénatal fait partie du suivi de la grossesse, mais, contrairement au suivi normal, qui a pour but de vérifier l'état de santé de la femme et de l'enfant, le diagnostic prénatal est une sorte de contrôle du bébé visant à détecter les malformations, les maladies graves et les anomalies génétiques, telles que les aberrations chromosomiques, dont la plus connue est la trisomie 21.

Malgré leur différence d'approche – santé d'un côté et anomalies de l'enfant à naître de l'autre – le diagnostic prénatal est souvent proposé en même temps que le suivi normal de la grossesse, ce qui peut être déroutant pour certaines femmes. C'est pourquoi votre gynécologue ou votre sage-femme doit clairement faire la distinction entre les examens qui font partie du suivi de la grossesse et ceux qui entrent dans le cadre de la recherche d'anomalies chez le bébé. Les examens prénataux ne sont en aucun cas une « offre groupée » ! Vous êtes parfaitement en droit de refuser les examens de votre choix. Même après un premier examen prénatal, vous pouvez refuser un examen invasif comme l'amniocentèse (page 55).

N'oubliez jamais que le diagnostic prénatal est facultatif et n'est pris en charge que pour les femmes qui présentent un risque particulier. Entrent dans cette catégorie les femmes de plus 38 ans, mais aussi celles qui ont des antécédents familiaux ou personnels de maladies génétiques, ou un risque de trisomie 21 fœtale révélé par d'autres examens.

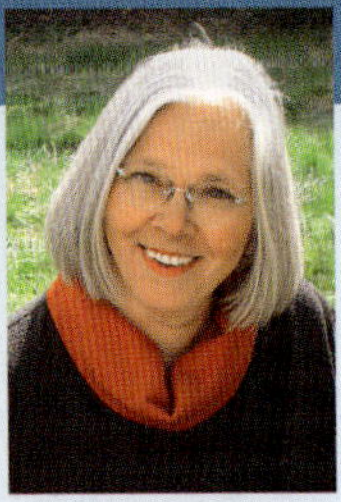

INTERVIEW

Confiance et écoute de soi

Monika Brühl est sage-femme à la maison de naissance de Bonn. Elle a suivi sa formation notamment auprès de Frederick Leboyer et de Frances Maffey.

Quel doit être le suivi des femmes enceintes de plus de 35 ans ?

Selon moi, les femmes qui attendent un enfant après 35 ans doivent bénéficier du même suivi que les femmes plus jeunes. S'il existe un risque supplémentaire, il faut déterminer au cas par cas les mesures et les examens qu'il convient d'entreprendre. L'âge n'est que l'un des facteurs étudiés parmi de nombreux autres, comme les habitudes alimentaires ou la prise de poids.

Quand commence le diagnostic prénatal ?

À mon avis, le diagnostic prénatal commence dès que la femme dit à son médecin : « Je suis enceinte ». Ce à quoi le médecin répond : « Voyons voir », ce qui signifie : échographie. Une sorte d'initiation qui transmet le message suivant : c'est de cette manière qu'on contrôle la grossesse. C'est ainsi que naît le principe « examiner l'enfant veut dire contrôler ».

Dans quelle mesure pensez-vous que le diagnostic prénatal est conseillé ?

D'après mon expérience, les différentes formes de diagnostic prénatal ne sont pas nécessaires pour toutes les femmes de plus de 35 ans, mais la pression est forte. En tant que sages-femmes, nous devons soutenir ces femmes et leur réaffirmer que le refus des tests de dépistage des anomalies chromosomiques n'a rien d'irresponsable. Les femmes ont du mal à se faire confiance et à être à l'écoute d'elles-mêmes et de leurs sentiments quand elles sont assaillies par un trop-plein d'informations.

En tant que sage-femme, que dites-vous aux femmes que la surmédicalisation de leur grossesse aurait plutôt tendance à inquiéter qu'à rassurer ?

J'ai pour principe de prendre en compte toutes les émotions des femmes enceintes, leurs craintes comme leurs joies. Je les encourage à être optimistes et à concentrer leur attention sur elles-mêmes. Je m'efforce de les convaincre de faire confiance à leurs émotions, pour qu'elles se disent par exemple « Je saurais si quelque chose ne va pas ». J'aimerais être pour elles un havre de paix, parce que je pense que c'est exactement ce dont elles ont besoin à ce moment précis.

Quand effectuer un examen de diagnostic prénatal ?

Les parents qui optent pour le diagnostic prénatal souhaitent, bien entendu, en connaître le résultat le plus rapidement possible. Les examens réalisés au cours du premier trimestre apportent une réponse rapide. Un avortement à ce stade de la grossesse est, en outre, moins difficile.

Mais plus les examens prénataux sont effectués précocement, plus le taux de détection des anomalies chromosomiques est élevé. La raison en est simple : beaucoup de maladies génétiques ne sont pas viables. Dans un grand nombre de cas, ces grossesses se terminent spontanément par une fausse couche précoce. On estime par exemple que 20 % des grossesses impliquant une trisomie 21 donnent lieu à une fausse couche avant la 20e semaine. Cela peut éviter aux parents qui se seraient décidés pour une interruption de grossesse si le diagnostic leur avait été révélé de nourrir un sentiment de culpabilité. Cependant, le test le plus précoce ne constitue pas forcément la meilleure solution.

Nous vous présentons les avantages et les inconvénients des différents examens prénataux à partir de la page 43. Il existe par ailleurs des services de conseil auxquels vous pouvez faire appel gratuitement si vous avez du mal à vous y retrouver.

Prenez votre décision en toute connaissance de cause

« Nous voulons savoir si tout va bien ! ». Les futurs parents veulent se voir confirmer que leur enfant est en bonne santé et oublient souvent que le diagnostic prénatal n'a de sens que s'ils sont prêts à recevoir éventuellement une mauvaise nouvelle et à en tirer les conséquences – accepter ou non de mettre au

CONSEIL

Avant de prendre une décision au sujet du diagnostic prénatal, nous vous conseillons de répondre franchement aux questions suivantes avec votre compagnon. Vous pourrez ainsi prendre votre décision en toute connaissance de cause.

> Quelles sont les images qui me viennent à l'esprit quand je pense à un enfant handicapé (quotidien, angoisses, réactions, aide) ?
> Comment est-ce que j'évalue ma propre capacité de résistance et celle de mon couple ?
> Quelles sont mes valeurs (religieuses, éthiques) ?
> Quelle importance est-ce que j'accorde aux facteurs extérieurs, tels que la carrière, le bien-être ou la reconnaissance sociale ?
> Qu'est-ce que je pense d'une interruption de grossesse ?

Réfléchissez d'abord chacun de votre côté, puis ensemble.

monde un enfant handicapé. Les réactions des parents à l'annonce du handicap de leur enfant pendant la grossesse sont très diverses. Certains disent après-coup que le choc a été moins important au moment de l'accouchement, « parce qu'ils étaient préparés », tandis que d'autres regrettent leur décision. Ils auraient préféré apprendre le handicap de leur enfant à sa naissance, car la vision de ce petit être vivant et délicat les aurait apaisés et leur aurait permis de mieux digérer la nouvelle. Le diagnostic prénatal est également utile pour les parents qui sont prêts à accepter un enfant handicapé, mais qui préfèrent être informés à l'avance.

C'est votre décision !

Le principe fondamental d'un bon conseil n'est pas de chercher à manipuler les parents en disant « Je sais ce qui est le mieux pour vous », mais de les aider à prendre leur décision.

Les personnes auprès desquelles vous prenez conseil ne doivent

CONSEIL

Prenez votre temps ! Tous les spécialistes s'accordent pour dire que vous devriez réfléchir au moins un à trois jours après toute consultation de conseil. Une décision de cette importance doit en effet être mûrement réfléchie. Les arguments pour et contre, l'optimisme et le pessimisme se mêlent chez les parents jusqu'à ce qu'ils parviennent à une décision. Pourtant, dans la réalité, le temps semble être un luxe inaccessible. Beaucoup de femmes ont l'impression que leur gynécologue les pousse à prendre une décision rapide, y compris sur des questions aussi essentielles que l'éventualité d'une interruption de grossesse par exemple. Vous êtes en droit de demander du temps pour réfléchir. Pour que les choses soient claires, il est conseillé de le rappeler au début de chaque entretien. N'hésitez pas à bousculer vos interlocuteurs si cela s'avère nécessaire. C'est en effet *vous* qui devrez vivre avec les décisions que vous prendrez pendant votre grossesse, pas votre médecin !

donc défendre aucun intérêt idéologique ou financier. Aussi, les gynécologues ne constituent pas forcément le meilleur recours, car ils gagnent de l'argent sur chaque consultation. De plus, il est arrivé que des parents portent plainte du fait que le handicap de leur enfant n'a pas été détecté (notion de vie préjudiciable, *wrongful life* dans le droit anglo-saxon). Face à cette pression judiciaire, beaucoup de gynécologues préfèrent se retrancher derrière le principe de précaution. Cependant, les conseils du vôtre sont importants, voire indispensables, quand vous commencez à vous informer sur le sujet. Après tout, c'est lui qui est chargé de votre suivi. Si vous êtes déjà suivie par une sage-femme, vous pouvez évidemment lui demander des explications.

Malheureusement, de nombreuses femmes enceintes de plus de 35 ans qui se prononcent contre le diagnostic prénatal disent devoir justifier leur décision. Pourtant, chaque femme doit être libre de ses choix. C'est elle qui en portera la responsabilité. Si vous souhaitez vous informer sereinement et sans pression sur le diagnostic prénatal, vous pouvez consulter des associations. Nous vous proposons quelques pistes à la page 126. Les gynécologues et les sages-femmes peuvent aussi vous fournir des adresses de centres de conseil génétique avec lesquels ils ont déjà travaillé.

CONSEIL

Dans nos sociétés modernes, on pense souvent que c'est la raison qui doit présider à nos décisions. S'il est important d'être informé, vous devez aussi vous fier à votre instinct.

Un conseil professionnel

Chaque consultation de conseil sur le diagnostic prénatal doit vous aider, grâce au dialogue avec des spécialistes, à éclairer votre décision. Les spécialistes sont bien sûr des gynécologues, mais aussi des sages-femmes, des psychologues, des pédiatres et des généticiens. Ils doivent vous informer, vous expliquer et vous conseiller de manière compréhensible et objective. Toute pression exercée en faveur ou à l'encontre d'une décision – y compris en imposant un délai – doit être vue comme le signe d'un conseil de mauvaise qualité. Dans ce cas, rien ne vous interdit de vous tourner vers un autre interlocuteur.

Une consultation médicale de conseil génétique est obligatoire avant tout prélèvement pour diagnostic prénatal.

TÉMOIGNAGE

« Ce que je trouve dramatique, c'est que le désir de donner naissance à un enfant en bonne santé est devenu une sorte d'obligation : on se dit qu'aujourd'hui, on peut tout voir et tout empêcher. Dans cet esprit, les personnes qui mettent au monde un enfant handicapé auraient raté quelque chose et seraient elles-mêmes coupables. Pourtant, ni les mères, ni les parents ne sont coupables ou responsables des capacités ou des handicaps avec lesquels naît leur enfant. Cela vaut également pour les femmes de plus de 35 ans. Souvent, les futures mères qui ne souhaitent pas avoir recours au diagnostic prénatal affichent plus d'assurance que celles qui, à cause des examens, ne cessent d'alterner optimisme et pessimisme pendant une bonne moitié de leur grossesse. Des études comparatives internationales montrent que dans les pays où le suivi des grossesses est beaucoup moins médicalisé (pays scandinaves, Pays-Bas et Royaume-Uni), le déroulement de la grossesse et le bien-être des femmes sont mieux pris en charge. »

Annegret Braun, directrice du Centre d'information et de conseil sur les examens prénataux de Stuttgart

Le conseil génétique

La loi n° 94-654 du 29 juillet 1994 définit en ces termes le diagnostic prénatal : « Le diagnostic prénatal s'entend des pratiques médicales ayant pour but de détecter in utero chez l'embryon ou le fœtus une affection d'une particulière gravité. Il doit être précédé d'une consultation médicale de conseil génétique. »

En France, le diagnostic prénatal est proposé aux mères de plus de 38 ans, ayant déjà un enfant trisomique ou dont les examens précédents (dosages sanguins, échographies) font suspecter une anomalie, ainsi qu'aux couples porteurs d'une maladie chromosomique.

L'objectif de la consultation médicale de conseil génétique est d'informer les parents des risques, des contraintes, des limites, des avantages et des inconvénients du prélèvement. Sont également évoquées les conséquences de l'examen, notamment l'éventualité d'une interruption de grossesse, y compris les aspects médicaux, les risques et la portée psychologique d'une telle décision.

La loi fixe le contenu du conseil génétique. Il doit permettre :

« D'évaluer le risque pour l'enfant à naître d'être atteint d'une maladie d'une particulière gravité, compte tenu des antécédents familiaux ou des constatations médicales effectuées au cours de la grossesse ; d'informer la femme enceinte sur les caractéristiques de cette maladie, les moyens de la détecter, les possibilités thérapeutiques et sur les résultats susceptibles d'être obtenus au cours de l'analyse ; d'informer la patiente sur les risques inhérents aux prélèvements, sur leurs contraintes et leurs éventuelles conséquences. »

L'examen doit donc être accompagné de toutes les informations qui permettent à la femme enceinte de comprendre et de participer à la décision. Un délai de réflexion entre l'information et la prise de décision doit être prévu. La législation impose également la signature par la patiente d'un consentement écrit à la réalisation des analyses.

Mieux vous serez informée sur le diagnostic prénatal, plus il vous sera facile de prendre une décision en fonction de votre situation personnelle. Vous êtes certes entre les mains de la médecine, mais c'est vous qui tenez les rênes.

IMPORTANT

Une fois que le risque d'anomalie chromosomique est évoqué, il est difficile de vivre avec et de ne pas passer à l'étape suivante, par exemple l'amniocentèse. Beaucoup de femmes disent que, même s'il n'a pas été confirmé, la simple évocation d'un risque a jeté une ombre sur leur grossesse en cours ou future.

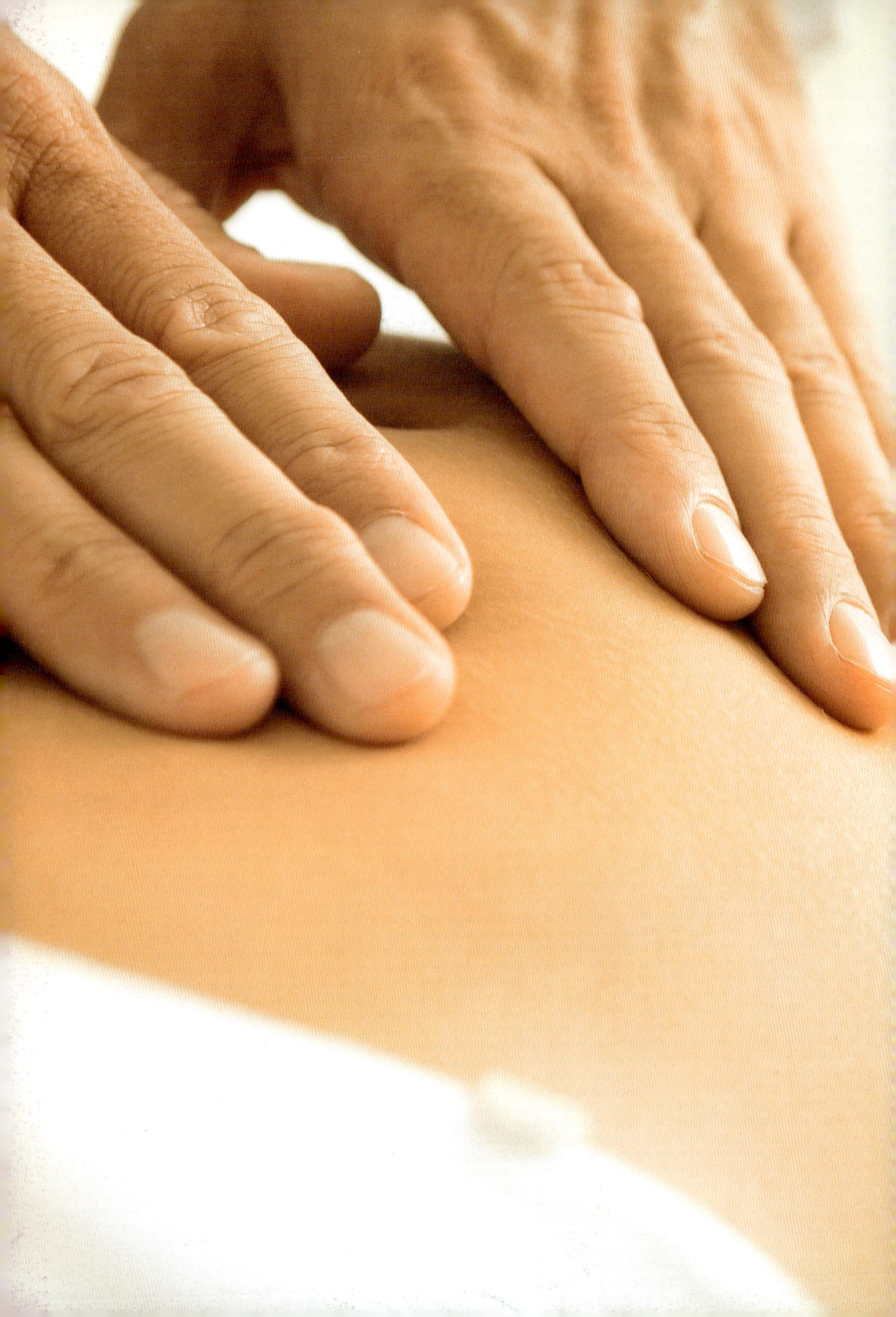

DANS LES MAINS DE LA MÉDECINE

Pendant neuf mois, vous allez être suivie par votre gynécologue. Découvrez dans ce chapitre tout ce que vous devez savoir pour prendre les bonnes décisions.

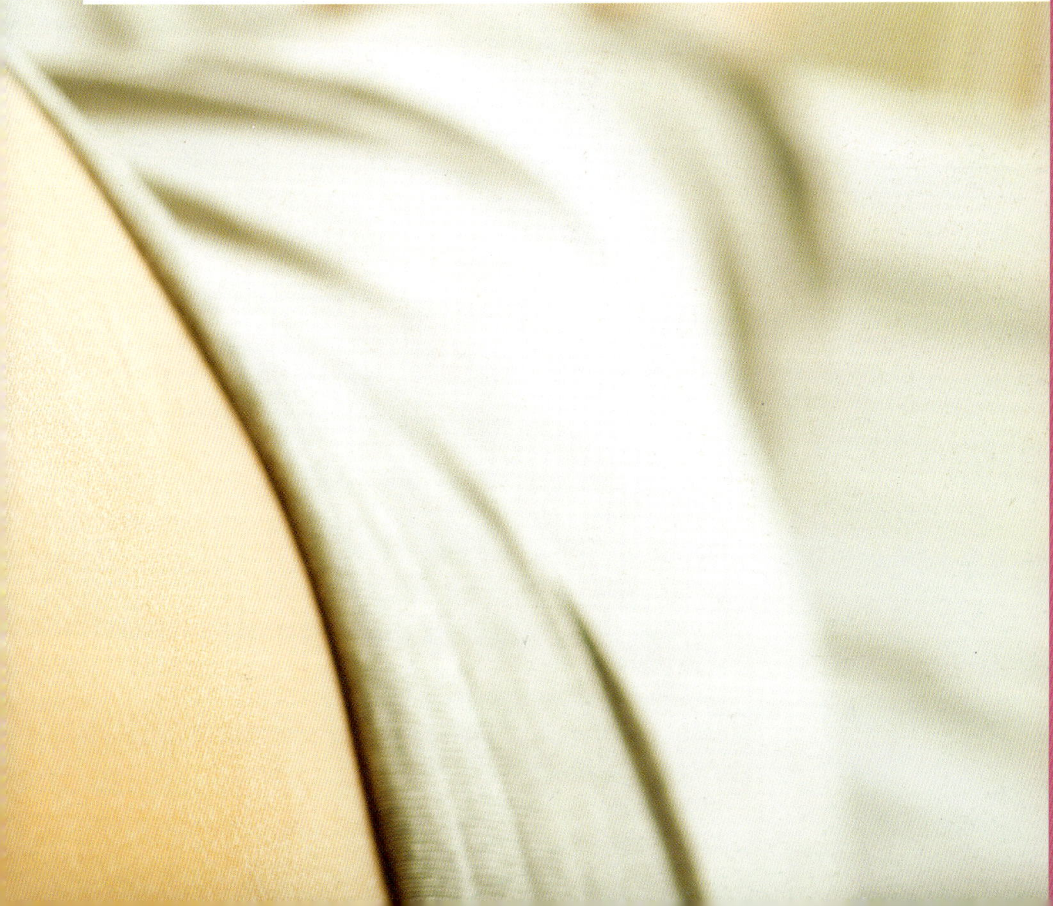

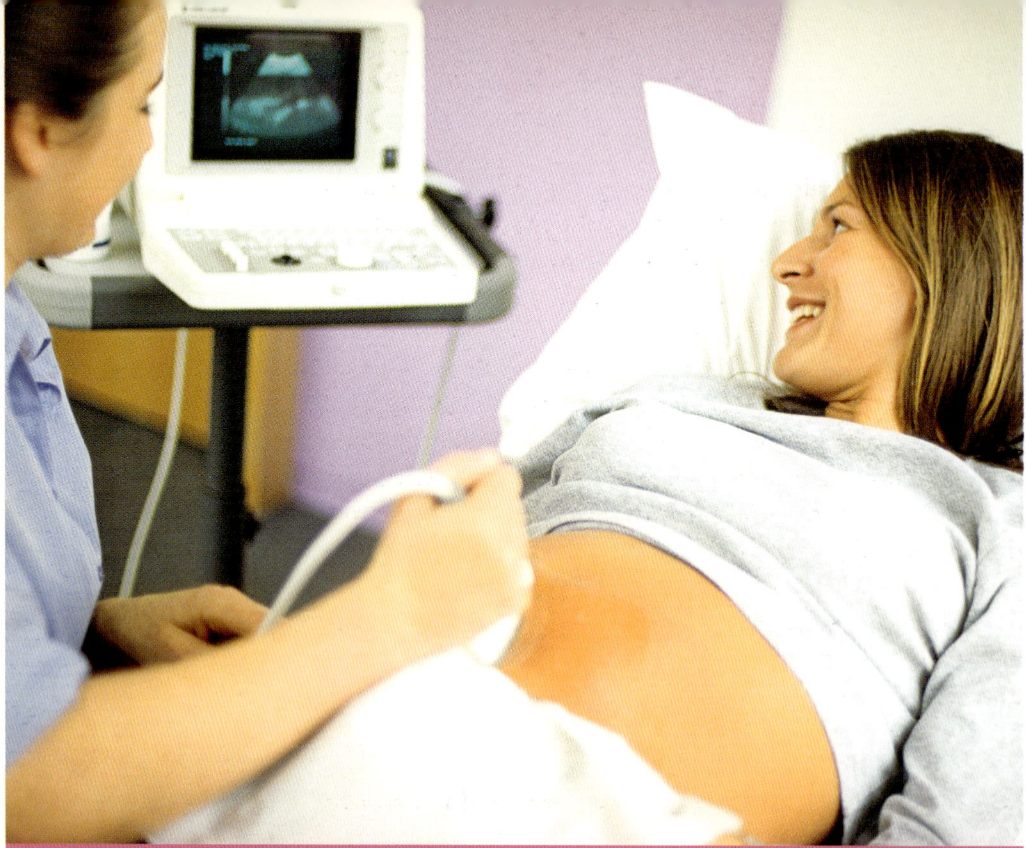

Suivi régulier – Autant que nécessaire

Une grossesse ne se vit pas de la même manière selon que l'on a 20 ans, 30 ans ou plus de 40 ans. En règle générale, les femmes de plus de 35 ans ont plus confiance en elles, mais il arrive toutefois qu'elles soient à l'inverse plus inquiètes ou, du moins, plus prudentes. L'étiquette de grossesse à risque ne fait qu'augmenter leurs craintes. N'oubliez pas : au début de la grossesse c'est moins votre âge que votre état de santé et vos habitudes de vie qui comptent. Il n'est de toute façon pas trop tard pour adopter un mode de vie plus sain (voir conseils à partir de la page 92). Mais quel que soit votre bien-être physique, vous vous apprêtez à confier votre sort aux mains de la médecine dans les mois qui viennent. Votre enfant et vous serez régulièrement contrôlés et examinés. Il faut vous y habituer. Les femmes de plus de 35 ans font souvent l'objet d'un suivi plus poussé. À partir de 38 ans, le diagnostic prénatal leur est également proposé. Ce suivi apporte un sentiment de sécurité à certaines femmes, et il en inquiète d'autres. Dans le cadre des examens prénataux réguliers, le gynécologue vérifie si votre enfant et vous allez bien et si votre grossesse se déroule normalement. Si vous avez plus de 38 ans, il vous proposera aussi l'analyse du liquide amniotique à la recherche d'anomalies chromosomiques. Cela fait partie du diagnostic prénatal (à partir de la page 42). Parlez-en avec votre compagnon et décidez ensemble si c'est vraiment ce que vous voulez.

Les examens prénataux

Encadré par la loi, le suivi de la grossesse comprend les examens et consultations suivants :

- 1er trimestre : 1re consultation de suivi, 1re échographie, examens de laboratoire (dépistage de la rubéole, de la toxoplasmose, etc., éventuellement, test HIV). En l'absence d'immunité vis-à-vis de la toxoplasmose, prise de sang mensuelle.
- 4e mois : 2e consultation de suivi. Des examens complémentaires peuvent être proposés et pris en charge par l'assurance-maternité dans le cadre du diagnostic prénatal.
- 5e mois : 3e consultation de suivi, 2e échographie, examens de laboratoire selon votre situation.
- 6e mois : 4e consultation de suivi, examens de laboratoire selon votre situation.
- 7e mois : 5e consultation de suivi, examens de laboratoire selon votre situation.
- 8e mois : 6e consultation de suivi, 3e échographie, consultation pré-anesthésique.
- 9e mois : 7e consultation de suivi, dont le dépistage du streptocoque B et autres examens de laboratoire selon votre situation.

CONSEIL

Le suivi d'une grossesse normale prévoit sept consultations et trois échographies. Le programme de suivi standard convient aussi aux femmes de plus de 35 ans, dans la mesure où elles et leur enfant sont en bonne santé.

Attention : tous les examens effectués en plus de ces tests et contrôles reposent sur une décision de votre gynécologue ! Demandez-lui de vous expliquer l'objet d'un examen complémentaire si vous n'en comprenez pas l'intérêt.

La sage-femme – Votre interlocutrice privilégiée

Perdues dans le flot d'examens médicaux, de résultats et de décisions à prendre, beaucoup de femmes de plus de 35 ans aimeraient bénéficier d'un suivi rassurant et optimiste, tel que celui proposé par les sages-femmes expérimentées. Contrairement à la médecine officielle, elles considèrent que leur mission ne se limite pas à rechercher les maladies, mais consiste aussi à soutenir les futures mères. Pour ce faire, elles font souvent appel à l'homéopathie, à la médecine naturelle et à l'acupuncture. « Les femmes de plus de 35 ans ont besoin de plus de soutien, mais pas nécessairement de plus d'examens », selon Monika Brühl, sage-femme (interview page 26).

L'idéal est que votre gynécologue travaille avec une sage-femme et que les deux se partagent le suivi de votre grossesse. Prenez rendez-vous avec une sage-femme le plus tôt possible si c'est ce type de suivi que vous souhaitez. Demandez à votre gynécologue ou à des amies de vous recommander des sages-femmes. Recherchez les sages-femmes libérales ou les maternités situées près de chez vous. Vous devriez demander un premier rendez-vous sans engagement, car seule une certaine sympathie réciproque vous permettra d'établir la confiance nécessaire.

UNE VÉRITABLE PROFESSIONNELLE

Une sage-femme est comme un pilote. Elle aide, traite et accompagne la femme enceinte tout au long de sa grossesse et pendant la première année après l'accouchement. Les sages-femmes sont compétentes en cas de complications, dans le cadre du processus du diagnostic prénatal, mais aussi en cas de fausse couche et d'interruption de grossesse.

Le premier rendez-vous chez le gynécologue

Maintenant que vous êtes enceinte, il est temps de vous assurer que vous vous sentez entre de bonnes mains et bien suivie par votre gynécologue. Avoir rendez-vous pour un dépistage du cancer et se faire conseiller et accompagner de près pendant neuf mois sont deux choses très différentes. Ayez le courage de changer de médecin si ce qu'il a à vous proposer ne vous convient plus dans votre nouvelle situation. Pour continuer à consulter votre gynécologue actuel l'esprit tranquille, vous devriez pouvoir répondre par l'affirmative aux questions suivantes :

- Est-ce que je me sens entre de bonnes mains et prise au sérieux ? Mon opinion est-elle prise en compte ?
- Est-ce que je peux prendre ma décision concernant le diagnostic prénatal sans pression ?
- Mon âge étant connu, est-ce que cela change quelque chose en ce qui concerne mon suivi ?

La première échographie

Comme toutes les femmes enceintes, vous devez passer l'échographie de datation entre la 11e et la 13e semaine d'aménorrhée. À l'aide d'une sonde vaginale, le praticien vérifie si l'embryon est bien implanté dans l'utérus et date le début de la grossesse. Il compte également le nombre d'embryons et s'assure de leur vitalité en écoutant les battements cardiaques. La première échographie fait partie du suivi normal. La mesure de l'épaisseur de la nuque (clarté nucale ; page 44), effectuée à cette occasion, est un premier élément de dépistage des maladies chromosomiques, notamment de la trisomie 21.

Elle s'apparente donc au diagnostic prénatal. Elle permet aussi de déceler des anomalies de la circulation lymphatique et certaines maladies cardiaques. Lorsque la mesure révèle un risque, les médecins la considèrent comme un « signe d'appel », qui peut déclencher des recherches plus poussées, par exemple une amniocentèse. Sachez toutefois qu'il ne s'agit que d'une orientation : dans plus de 90 % des cas, le bébé est normal. Certaines malformations importantes peuvent également être détectées lors de la première échographie.

CONSEIL

La première échographie nécessite beaucoup de concentration de la part du praticien. N'interprétez pas son sérieux et son silence comme une mauvaise nouvelle. Il commentera ses conclusions à la fin de l'examen.

L'échographie morphologique

Au début du deuxième trimestre, votre grossesse est normalement bien en place. L'échographie morphologique est réalisée entre la 21e et la 23e semaine d'aménorrhée. Cette fois-ci, elle n'est pas vaginale, mais abdominale : le praticien applique une sonde sur votre ventre. Il mesure la taille, le diamètre de la tête et l'abdomen de votre enfant afin de contrôler sa croissance. Il examine également de près le placenta, les organes du bébé et la quantité de liquide amniotique. La présence éventuelle de malformations est également vérifiée – cela fait partie du suivi normal de la grossesse. Cette technique encore relativement récente (la première visualisation d'un bébé date de 1958) est rassurante pour toutes les femmes enceintes, car elle permet de détecter et de traiter à temps de nombreuses complications, comme une calcification du placenta ou une quantité excessive ou trop faible du liquide amniotique. Cette échographie est importante, car elle permet de rechercher les malformations des organes fœtaux. Elle

---

MARQUEURS FAIBLES

L'échographie morphologique recherche les malformations, mais pas les anomalies chromosomiques. Le diagnostic prénatal peut cependant vous être proposé si un résultat suspect est observé. Les marqueurs faibles comprennent :

- Œdème de la nuque ;
- Signe de la sandale (écartement entre le gros orteil et le deuxième orteil) ;
- Pyélectasie bilatérale (dilatation du bassinet du rein) ;
- Tache blanche sur le cœur ;
- Raccourcissement de l'auriculaire ;
- Kyste du plexus choroïde (cavité remplie de liquide dans le cerveau) ;
- Dilatation de l'estomac et du duodénum.

Ne vous alarmez pas inutilement. Ces signes ne sont qu'une partie du diagnostic. S'ils sont isolés, ils n'ont souvent aucune valeur pathologique.

---

doit être réalisée par un échographiste de haut niveau, disposant d'un matériel performant. La découverte d'une anomalie organique modifie la prise en charge de la grossesse et de l'accouchement. Il peut s'avérer par exemple nécessaire, même s'il s'agit d'une décision difficile, d'interrompre une grossesse si les handicaps dont souffre le bébé sont propres à mettre en péril sa vie ou à la rendre intolérable.

Échographie systématique ou de diagnostic

Selon le rapport publié en 2005 par le Comité national technique de l'échographie de dépistage prénatal, les actes d'échographie obstétricale sont réalisés dans différentes circonstances, qui doivent être clairement distinguées. Les trois échographies systématiques ou de dépistage sont proposées dans le cadre du suivi normal de la grossesse. L'échographie systématique du second trimestre permet le dépistage de certaines malformations. En cas de difficulté d'analyse ou si une pathologie est suspectée, la patiente est orientée vers une échographie de seconde intention ou de diagnostic. Elle est indiquée quand un risque élevé d'anomalie morphologique fœtale est identifié par l'interrogatoire, qu'une image anormale est suggérée par l'échographie de dépistage ou que des difficultés techniques ne permettent pas de mener à bien cet examen. L'objectif de l'échographie est alors d'infirmer ou de confirmer la réalité d'une pathologie fœtale. Cet examen de seconde intention contribue aussi à préciser la gravité de la pathologie fœtale et à guider la conduite pratique.

Le terme de la grossesse est généralement calculé à l'aide de ce petit disque. Il existe également des programmes informatiques pour cela.

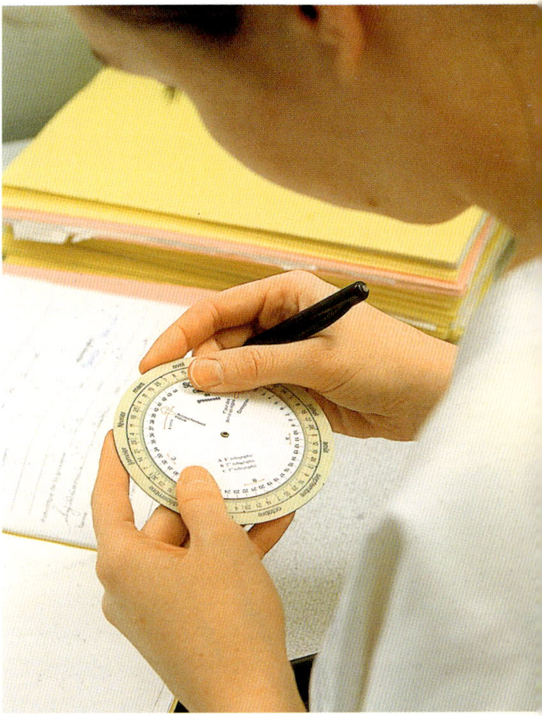

L'échographie – Une science en soi

L'échographie a deux objectifs :

- Vérifier si le bébé va bien et s'il se développe correctement (suivi).

DOUBLE DOSE

Statistiquement, les femmes de plus de 35 ans ont plus de chance d'avoir des jumeaux. La probabilité augmente encore chez les multipares ou en cas de procréation médicalement assistée ; 75 % de ces jumeaux sont dizygotes, c'est-à-dire issus de deux ovules distincts, fécondés simultanément par deux spermatozoïdes différents. Comme le nombre de grossesses faisant suite à un traitement de la stérilité est en augmentation, les naissances gémellaires sont de plus en plus fréquentes. Les risques liés à ce type de grossesse peuvent être détectés et traités dans le cadre d'un suivi rapproché de la mère.

› Détecter des signes d'appel d'anomalies chromosomiques (diagnostic prénatal).

La plupart des gynécologues disposent de l'expérience nécessaire pour mener le suivi normal d'une grossesse par échographie. La situation est toute autre en ce qui concerne l'échographie utilisée à des fins de diagnostic prénatal. La détection des malformations les plus courantes au premier coup d'œil requiert en effet de nombreuses années d'expérience, qu'un gynécologue non spécialisé ne possède pas forcément. C'est pourquoi il doit être clairement expliqué aux femmes enceintes que les malformations moins visibles et plus rares, comme le bec-de-lièvre ou des anomalies de la colonne vertébrale, peuvent ne pas être révélées. À l'inverse, certains diagnostics de suspicion ne sont pas confirmés par les examens complémentaires effectués par les spécialistes.

Le rapport du Comité national technique de l'échographie de dépistage prénatal souligne que « la sensibilité de l'échographie, par exemple pour le dépistage des malformations, dépend de l'expertise de l'opérateur et de la qualité de son matériel, ce qui explique probablement les disparités en matière de performance de l'échographie qui apparaissent dans certaines comparaisons interrégionales. [...] De même, des comparaisons au sein de l'Europe montrent des variations considérables de sensibilité de l'échographie d'un pays à l'autre et d'une région à l'autre dans un même pays. [...] D'une manière générale, la sensibilité est très différente selon l'anomalie considérée. Certaines ne sont jamais détectées, d'autres le sont pratiquement toujours. »

Les trois différents types d'échographie complémentaires recommandés par la médecine sont les suivants :

- Échographie systématique ou de dépistage : proposée à toutes les femmes enceintes dans le cadre du suivi normal de la grossesse dans le but de contrôler l'utérus, la quantité de liquide amniotique, le placenta et la croissance du bébé.
- Échographie de seconde intention, dite « de diagnostic » : réalisée par exemple pour clarifier un doute soulevé par l'échographie de dépistage par un spécialiste dont l'équipement, la formation et l'expérience répondent à des critères stricts.
- Échographie focalisée : réalisée pour une indication précise, en plus des échographies de dépistage. Elle porte sur certains points spécifiques, par exemple la surveillance de la quantité de liquide amniotique en fin de grossesse ou l'examen du col utérin.

Le droit de ne pas savoir

C'est à vous de décider ce que vous voulez savoir sur votre enfant au travers de l'échographie. Avant l'examen, demandez à votre médecin ce qu'il peut voir sur l'échographie : suivi normal ou premiers indices de diagnostic prénatal ? Vous devez vous poser les questions suivantes :

- Est-ce que je tiens absolument à voir mon bébé avant sa naissance ?
- Ai-je un doute sur la date théorique de mon accouchement ?
- Est-ce que je veux savoir si mon enfant se développe bien ?
- Est-ce que je souhaite savoir si mon enfant est porteur d'une anomalie ?

Avant le début de l'examen, faites part de votre position au praticien – aimablement, mais fermement. Votre souhait doit également être respecté en cas de détection d'un risque.

CONSEIL

Si votre médecin pose un diagnostic de suspicion, ne vous inquiétez pas. Dans une grande étude sur l'échographie, le Centre suisse d'évaluation technologique a établi que moins de 40 % des diagnostics de suspicion étaient confirmés. De plus, les trois quarts des enfants dont la croissance pendant la grossesse s'était écartée de la norme sont nés en pleine santé.

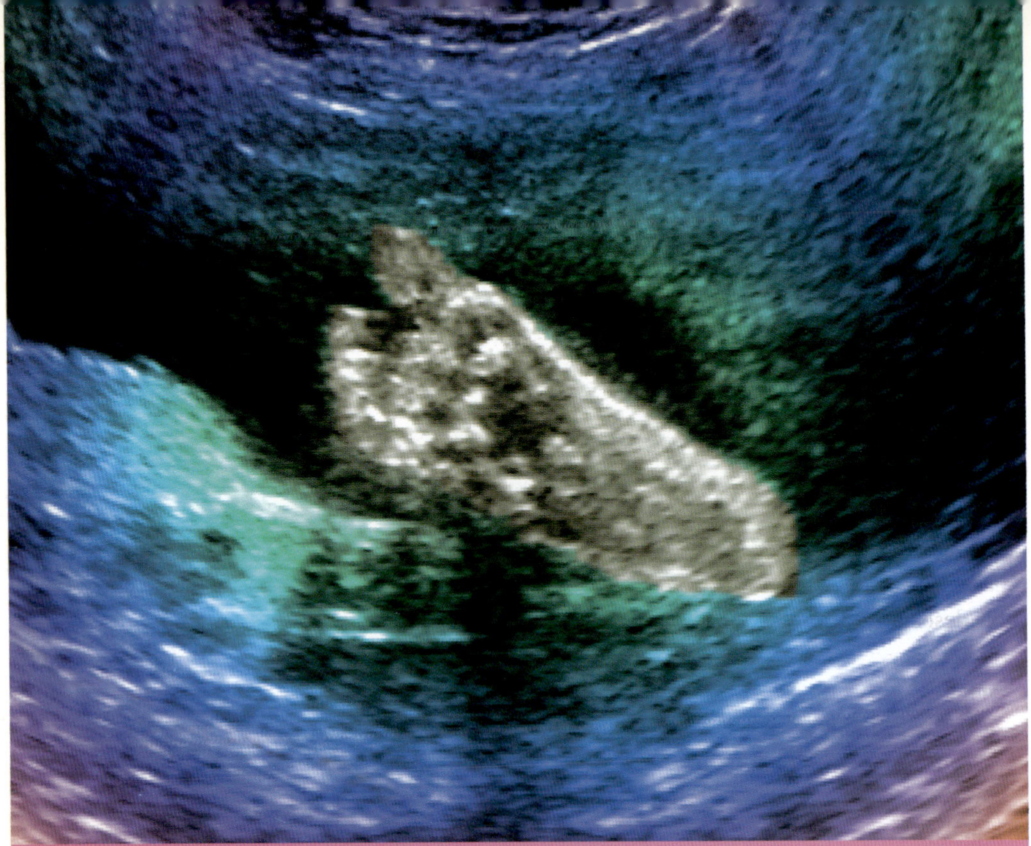

Diagnostic prénatal – Un choix, pas une obligation

Toutes les femmes de plus de 35 ans se voient proposer de nombreux examens médicaux destinés à établir un risque potentiel ou à détecter un handicap chez l'enfant à naître. Mais peu d'entre elles savent ce que ces examens peuvent révéler et quelles en sont les limites, la fiabilité et le taux d'erreur. Pourtant, plus vous êtes informée sur les différents examens, plus vous pouvez prendre votre décision en toute connaissance de cause, et mieux vous pourrez vivre avec.

Le diagnostic prénatal

Les examens suivants font partie du diagnostic prénatal. Nous les décrivons en détail sur les pages suivantes, en indiquant leur fiabilité et les erreurs possibles :

Examens sans danger pour la mère ni l'enfant :

- Mesure de la clarté nucale : échographie, 11e à 12e semaine de grossesse, page 44 ;
- Dépistage combiné du 1er trimestre : échographie et marqueurs sériques, 11e à 13e semaine de grossesse, page 45 ;
- Triple test ou quadruple test : trois à quatre marqueurs sériques, 15e à 18e semaine de grossesse, page 54.

Examens invasifs présentant un risque pour la mère et l'enfant (voir descriptions détaillées) :

- Prélèvement de villosités choriales : prélèvement d'un échantillon de villosités choriales qui entourent l'embryon, 9e à 12e semaine de grossesse, page 49 ;
- Amniocentèse : prélèvement de liquide amniotique qui nourrit l'enfant, 15e à 16e semaine de grossesse, page 55 ;
- Cordocentèse : prélèvement de sang à partir du cordon ombilical quand il reste encore des doutes après un examen invasif, après la 19e semaine de grossesse ; cet examen n'est pas expliqué en détail, car il est rarement pratiqué.

« FAMILY BALANCING »

Le diagnostic prénatal est devenu un marché. On trouve par exemple sur Internet un test qui révèle le sexe du bébé à partir de la huitième semaine de grossesse. Malheureusement, de plus en plus de parents décident d'interrompre la grossesse si le sexe ne leur convient pas. C'est ce qu'on appelle le *family balancing*.

Examens du premier trimestre

Il existe aujourd'hui différents examens permettant de rechercher les anomalies chromosomiques chez l'enfant. Certains examens de diagnostic prénatal peuvent être réalisés dès le premier trimestre. Pesez le pour et le contre entre sécurité et risque, et choisissez avec votre compagnon l'examen qui vous convient.

Mesure de la clarté nucale (épaisseur de la nuque)

Au cours de la première échographie, effectuée entre la 11e et la 13e semaine de grossesse, l'épaisseur de la nuque du bébé est

mesurée. Jusqu'à 3 mm, l'épaisseur est considérée comme normale. Presque tous les enfants présentent à ce stade une clarté nucale, mais, même avec une épaisseur supérieure à 3 mm – selon le rapport avec la longueur tête-coccyx du bébé – l'enfant peut être sain. Cependant, un œdème de la nuque peut cacher une anomalie chromosomique, une maladie cardiaque ou une infection. Dans ce cas, des examens plus poussés pourront être prescrits. Ces examens sont pris en charge. On pourra par exemple réaliser une échographie de diagnostic à haute résolution (page 39). Le rapport entre l'épaisseur de la nuque, la taille de l'enfant et l'âge de la mère est calculé par informatique.
La clarté nucale est aujourd'hui systématiquement mesurée lors de la première échographie. Pour éviter toute erreur médicale, les praticiens doivent être formés à cette mesure. Même si certains médecins affirment que cet examen rend inutile une amniocentèse, seul l'un des examens invasifs apporte une véritable certitude.

Fiabilité de l'examen

Pour les médecins, une valeur hors normes fait partie des signes d'appel, les marqueurs faibles (page 38), et ne doit donc pas être interprétée comme un diagnostic. Il est important de souligner que de 40 % à 80 % des enfants – selon les études – sont sains, malgré une clarté nucale épaisse. Nous vous expliquons les raisons d'un tel écart entre les chiffres au paragraphe suivant.

MESURE DE L'OS DU NEZ

La mesure de l'os du nez lors de la première échographie peut être un signe mineur d'anomalie chromosomique. Selon certaines études, l'os du nez était absent ou inférieur à 2,5 mm chez 70 % des bébés atteints de trisomie 21. Associé au dépistage combiné du premier trimestre ou à l'échographie morphologique du deuxième trimestre, ce marqueur devrait gagner en importance à l'avenir. Bien entendu, les exceptions sont possibles : l'os du nez est également raccourci ou absent chez certains enfants sains (moins de 1 %).

Erreurs possibles

- Cet examen calcule uniquement une probabilité statistique, c'est-à-dire un profil de risque. Le résultat dépend pour une large part de l'expérience et de la formation du praticien, ainsi que de la qualité de l'équipement.
- Le facteur déterminant est l'emplacement où est effectuée la mesure de la clarté nucale. Tous les médecins ne respectent pas la norme internationale. Cela dépend souvent de la position de l'enfant. Quand il se trouve près de la poche des eaux ou que le cordon ombilical est enroulé autour de son cou, une légère erreur de mesure peut survenir.
- Si la date de la conception est incertaine ou fausse, le calcul des valeurs de référence n'est pas pertinent.
- La mesure est délicate en cas de grossesse gémellaire. De nombreux cas de faux positifs ont été rapportés.

IMPORTANT

Le diagnostic prénatal n'est pertinent que si vous êtes pleinement et sans réserve d'accord avec l'une des affirmations suivantes :

- **Si mon enfant est handicapé, je voudrais le savoir pendant la grossesse. Une interruption de grossesse est exclue.**
- **Si mon enfant est handicapé, je peux envisager une interruption de grossesse. Je sais comment cela se passe et j'arriverai à traverser cette épreuve avec l'aide de mon compagnon (ou d'une autre personne de confiance).**

Dépistage combiné du premier trimestre

Le dépistage combiné du premier trimestre associe la mesure de la clarté nucale (voir ci-dessus) et le dosage des marqueurs sériques du premier trimestre. C'est l'un des examens de diagnostic prénatal non invasifs les plus précoces. Il doit être réalisé entre la 11e et la 13e semaine de grossesse. À l'heure actuelle, il n'est pas pratiqué en France et en reste encore au stade de la recommandation par la Haute autorité de santé. Cette méthode relativement nouvelle repose sur trois tests (clarté nucale, marqueurs sériques du premier trimestre et âge maternel) pour amener le taux de détection à 80 %, voire à 90 %.

Pour cet examen, la clarté nucale est mesurée selon des critères précis. Par ailleurs, une prise de sang est effectuée afin d'analyser des marqueurs spéciaux : PAPP-A et ß-HCG. La PAPP-A (Pregnancy Associated Plasma Protein A) est une protéine fabriquée par le placenta. Une valeur faible peut, en relation avec l'âge de la

mère, être le signe d'une anomalie génétique. Pour l'hormone ß-HCG (gonadotrophine chorionique humaine), sécrétée principalement au premier trimestre de grossesse, c'est au contraire une valeur élevée qui est suspecte.
Un programme informatique spécial établit le risque individuel à partir des valeurs de la mesure de la clarté nucale et des analyses sanguines, combinées avec l'âge maternel. Un risque faible permet éventuellement de renoncer à un examen invasif.
Le résultat du dépistage combiné peut être généralement obtenu en 24 heures. À partir d'une valeur de 1 : 300 environ, il est conseillé de procéder soit immédiatement (9e à 12e semaine) à un prélèvement de villosités choriales, soit plus tard (15e à 16e semaine) à une amniocentèse. Si les résultats arrivent suffisamment tôt, une éventuelle interruption de grossesse peut intervenir avant la 12e semaine. C'est pourquoi de nombreux spécialistes voient dans ce diagnostic précoce un avantage de taille. Les parti-

LE DÉPISTAGE INTÉGRÉ

Les autorités médicales réfléchissent à la possibilité de mettre en place un dépistage intégré. Dans ce cadre, plusieurs marqueurs sériques sont analysés : à la 11e semaine, la PAPP-A ; à la 15e/16e semaine, la ß-HCG et l'AFP (alpha-fœtoprotéine), qui peut fournir des indications quant à d'éventuelles anomalies du tube neural, comme un spina-bifida. En cas de risque élevé, le diagnostic peut être établi au moyen d'une amniocentèse si les parents le désirent. L'avantage du dépistage intégré est qu'il permet de limiter le nombre d'amniocentèses, mais les parents doivent être prêts à attendre le résultat plus longtemps.
Dans son rapport « Évaluation des stratégies de dépistage de la trisomie 21 », la Haute autorité de santé précise : « Même si le dépistage intégré a une très bonne performance, sa mise en œuvre soulève un certain nombre de préoccupations en termes d'acceptabilité (non-dévoilement des résultats des tests du 1er trimestre) et sur le plan éthique (non-respect de l'autonomie de la personne). [...] Le développement des options de dépistage rend plus complexe le processus de décision pour les femmes, ce qui implique de nouvelles exigences en termes d'information. Les professionnels de santé doivent bénéficier d'une formation afin de proposer aux femmes un conseil approprié sur les différentes approches d'évaluation du risque de trisomie 21. »

sans du dépistage combiné du premier trimestre avancent en outre qu'il permet d'éviter à de nombreuses femmes de plus de 38 ans un examen invasif, qui leur est actuellement conseillé uniquement en raison de leur âge. Mais les opposants tirent le signal d'alarme. Selon eux, les femmes entrent de plus en plus tôt dans l'engrenage du diagnostic prénatal, souvent sans savoir ce qu'il suppose en termes de décisions et de difficultés psychologiques. Au lieu de vivre pleinement le début de leur grossesse, elles en restent au stade de la « grossesse à l'essai ».

Fiabilité de l'examen

En principe, les résultats d'un examen sont plus probants quand il combine deux méthodes (mesure de la clarté nucale et marqueurs sériques dans le cas du dépistage combiné du 1er trimestre). Mais il convient de nuancer : selon les études, le dépistage combiné du 1er trimestre permettrait de détecter jusqu'à 85 % d'anomalies chromosomiques, soit environ 15 % de cas non détectés. Ainsi, les faux négatifs donnent un sentiment erroné de sécurité aux parents. Avec de tels chiffres, la méthode semble performante. Cependant, cette impression ne correspond pas tout à fait à la réalité, puisque ces 85 % ne portent que sur un nombre limité de femmes dont l'enfant est trisomique. Une statistique éloquente : seulement 15 femmes enceintes sur 10 000 mettent au monde un enfant atteint de ce handicap, dont plus de la moitié a moins de 35 ans (leur part dans le nombre de naissances étant plus élevée).

De surcroît, le résultat du dépistage combiné n'est pas une affirmation du type « Oui, votre enfant est handicapé » ou « Non, votre enfant n'est pas handicapé », mais une valeur de risque. Cette probabilité statistique individuelle doit être comprise et interprétée uniquement comme une estimation du risque. Les opposants au dépistage combiné du 1er trimestre font par ailleurs valoir que les parents ne peuvent rien tirer de chiffres abstraits s'ils ne sont pas accompagnés d'un conseil adéquat. Le conseil ne devrait de toute façon intervenir qu'après qu'une probabilité de risque élevée a été établie. Les parents doivent se voir délivrer les informations nécessaires avant l'examen. Le dépistage combiné du 1er trimestre peut aussi donner lieu à des faux positifs : l'enfant est sain, alors que l'examen avait révélé une probabilité de handicap. Dans ce cas, les femmes prennent inutilement le risque d'une amniocentèse. Selon les sources, 3 % à 10 % des femmes seraient concernées. Perdre un enfant en bonne santé après 35 ans à cause d'une erreur de diagnostic est un lourd tribut à payer.

CONSEIL
Vous êtes en droit de demander de vous faire expliquer les résultats des examens. Exercez ce droit !

Erreurs possibles

- Les erreurs possibles évoquées pour la clarté nucale (page 44) valent aussi pour le dépistage combiné du 1er trimestre, puisqu'il englobe également cette mesure.
- Les programmes informatiques qui calculent le risque sont plus ou moins précis (et plus ou moins chers pour les médecins).
- Le laboratoire compare les marqueurs à une moyenne statistique, établie à partir d'autres marqueurs. Cette valeur de référence dépend des échantillons et des résultats dont ce laboratoire spécialisé dispose. Aucune norme de qualité homogène n'a encore été mise en place dans ce domaine.
- Les dates auxquelles les marqueurs sériques sont pertinents sont variables : plus tôt pour la PAPP-A (à partir de la 9e semaine) et plus tard pour la ß-HCG (à partir de la 14e semaine). Pourtant, une seule prise de sang est effectuée.

Prélèvement de villosités choriales

Dans les années quatre-vingt, les gynécologues ont mis au point une alternative à l'amniocentèse, pouvant être pratiquée dès le premier trimestre de grossesse : le prélèvement de villosités choriales, un examen invasif. Avant la formation du placenta, le chorion (membrane ovulaire) entoure l'embryon et la cavité amniotique. Entre la 9e et la 12e semaine, un échantillon de ce tissu est prélevé au moyen d'une fine aiguille puis analysé. Réalisé sous contrôle échographique, ce prélèvement se fait le plus souvent par voie abdominale, car cette méthode entraîne moins de complications (1 % à 3 % de fausses couches selon l'expérience du praticien) que par voie vaginale (5 % à 7 % de fausses couches). Plus l'examen est effectué précocement, plus le risque que l'aiguille touche les extrémités de l'embryon (orteils et doigts) et entraîne une interruption de leur développement est élevé. Autres complications rares, mais possibles : rupture prématurée de la poche des eaux et infections. Pour limiter le risque de fausse couche, il est donc conseillé de faire appel à un praticien expérimenté. Vous devez prendre en compte les trois facteurs suivants : par qui, où et quand est réalisé le prélèvement. Des douleurs et, plus rarement, des saignements peuvent apparaître après l'examen, c'est pourquoi il est recommandé de se ménager les jours suivants. Les premiers résultats sont disponibles en deux à sept jours. Cette méthode ne permet pas de déterminer le degré du handicap (seule une nouvelle échographie pourra permettre d'émettre un pronostic). Pour confirmer les premiers résultats, le tissu prélevé est mis en culture. Les résultats définitifs tombent au bout de 14 à 21 jours. L'un des avantages du prélèvement de villosités choriales est qu'il permet, à l'aide des techniques de génétique moléculaire, d'analyser l'échantillon à la recherche de maladies musculaires et métaboliques apparues dans les familles des parents. Une consultation médicale de conseil génétique est nécessaire dans ce cas (page 31).

IMPORTANT

Êtes-vous rhésus négatif ? Les sangs de la mère et de l'enfant peuvent se mélanger, non seulement au moment de l'accouchement, mais aussi à l'occasion d'un prélèvement de villosités choriales ou d'une amniocentèse. Si vous faites partie des 15 % de femmes qui sont rhésus négatif, vous devrez suivre un traitement prophylactique à l'immunoglobuline anti-D. En effet, si votre enfant est rhésus positif, le contact entre vos deux sangs peut entraîner une sensibilisation dangereuse. En prévention, des gammaglobulines anti-D vous seront administrées. Résultat : votre système immunitaire ne fabriquera pas d'anticorps nuisibles à votre enfant.

Fiabilité de l'examen

Les erreurs de diagnostic sont rares, mais elles ne sont pas à exclure et un peu plus fréquentes qu'avec l'amniocentèse. De plus, même si les chromosomes ont été jugés sains, l'enfant peut, en théorie, présenter des malformations, par exemple un spina-bifida. Or, cette anomalie du tube neural n'est pas détectée par le prélèvement de villosités choriales. Par ailleurs, 2 % des analyses ne donnent pas de résultats clairs. Dans ce cas, soit l'examen est répété, soit une amniocentèse est effectuée au deuxième trimestre de grossesse.

Erreurs possibles

- Comme cet examen n'analyse pas les cellules de l'enfant – contrairement à ce qui est le cas de l'amniocentèse – des résultats non pertinents sont plus fréquents.
- Il arrive que toutes les cellules analysées ne donnent pas le même résultat (mosaïque), par exemple si des cellules placentaires ont été prélevées et n'ont pas pu être distinguées lors de l'analyse. Un deuxième examen invasif est alors nécessaire.

QUESTIONS FRÉQUENTES

Quand le diagnostic prénatal pose problème

Malgré la multitude d'informations disponibles sur le diagnostic prénatal, certaines questions de femmes enceintes reviennent sans cesse.

Les chances d'une nouvelle grossesse sont-elles réduites après une fausse couche ou une interruption de grossesse suite à un examen prénatal ?

Beaucoup de femmes qui attendent leur premier enfant après 35 ans se demandent si elles pourront de nouveau être enceintes après une fausse couche (provoquée par un prélèvement de villosités choriales ou une amniocentèse) ou une interruption de grossesse décidée après un résultat positif. En théorie, vous avez toutes les chances d'être de nouveau enceinte, mais plus vous avancez en âge, plus il est légitime de nourrir ce genre de craintes, car la fertilité décroît fortement à partir de 35 ans et encore plus après 40 ans. Les chances de retomber immédiatement enceinte après 40 ans sont de 1 pour 20. En effet, le nombre de cycles sans ovulation fertile augmente avec les années en raison de modifications hormonales, tandis que les obstructions des trompes suite à une inflammation sont plus fréquentes. Vous devez donc bien réfléchir : avoir un enfant est-il pour vous si important que vous êtes prête, dans le pire des cas, à vous accommoder d'un handicap non détecté ? Soyez à l'écoute vous-même et prenez votre décision avec votre compagnon.

À plus de 35 ans, est-ce que je dois passer tous les examens pour exclure un risque ?

Beaucoup de femmes disent ne pouvoir se sentir responsables et raisonnables en tant que mères qu'après avoir subi tous les examens existants. Avec une telle pression, il est évidemment difficile de prendre une décision en son âme et conscience. C'est pourtant ce que vous devez faire ! En réalité, la vie n'est faite que de risques, même quand on traverse la rue pour acheter du pain. Il faut savoir cultiver l'optimisme et la confiance en soi. Beaucoup d'individus ont malheureusement désappris à gérer l'incertitude tout en restant confiants. Quels que soient les examens pour lesquels vous vous décidez (ou auxquels vous renoncez), vous devez rester cohérente avec vous-même !

Prélèvement de villosités choriales ou amniocentèse ?

Jadis, l'amniocentèse était systématiquement proposée aux femmes de plus de 38 ans, malgré le risque de perdre un enfant sain que cet examen renferme. Désormais, quel que soit l'âge de la future maman, on évalue les risques au moyen d'un examen non invasif. Au-delà d'un certain seuil, et si les parents le souhaitent, on procède à un examen invasif : le prélèvement de villosités choriales (voir ci-dessus) à la fin du premier trimestre ou l'amniocentèse (page 55) au deuxième trimestre. Le prélèvement de villosités choriales permet d'obtenir plus rapidement un résultat. De plus, si elle est effectuée avant la 12e semaine, une éventuelle interruption de grossesse est moins difficile à supporter sur le plan physique et psychologique. Cependant, cet examen comporte un risque plus élevé de fausse couche que l'amniocentèse.

Dans tous les cas, les parents doivent décider en toute connaissance de cause du « prix » qu'ils sont prêts à payer pour le diagnostic prénatal. Vous devez donc vous demander ce qui vous pèse le plus : la peur de mettre au monde un enfant handicapé ou la crainte de perdre cet enfant. Le rapport entre les deux risques varie en fonction de l'âge de la femme au moment de la grossesse. Plus elle est jeune, plus le risque de fausse couche est supérieur au risque de handicap susceptible d'être découvert par l'examen. Mais peut-être préférez-vous renoncer aux deux examens et laisser le sort décider si vous aurez un enfant en bonne santé – ce qui est très souvent le cas si l'on en croit les statistiques. Vous pouvez vous adresser à des centres de conseil indépendants pour obtenir de plus amples informations.

AMNIOCENTÈSE – OUI OU NON ?

« Nous ne conseillons pas directement une amniocentèse simplement parce qu'une femme a plus de 35 ans [en Allemagne, l'amniocentèse est proposée à partir de 35 ans]. Si nous pratiquions cet examen sur toutes les femmes de plus de 35 ans, nous devrions compter avec près de 1 500 fausses couches d'enfants sains, puisqu'une femme enceinte sur cinq a plus de 35 ans. Nous disposons aujourd'hui de meilleurs critères que l'âge maternel : nous examinons l'enfant ! L'échographie joue un rôle important. Nous ne conseillons l'amniocentèse qu'en cas de signe d'appel. »

Professeur Ulrich Gembruch, médecin, spécialiste de la médecine prénatale, clinique universitaire de Bonn

Examens du deuxième trimestre

La recherche de maladies génétiques chez l'enfant peut également être effectuée au deuxième trimestre de grossesse. Votre gynécologue doit vous expliquer les avantages et les inconvénients de ces examens de diagnostic prénatal. Souvent, ces explications s'accompagnent d'une recommandation insistante – par peur des suites judiciaires et peut-être aussi par intérêt financier. Vous n'êtes pas dans l'obligation de suivre cette recommandation. Ces examens ne portent pas sur la santé de votre enfant, mais sur l'éventualité d'une anomalie génétique. Si vous jugez le risque d'une amniocentèse trop élevé, vous pouvez vous contenter de l'évaluation du risque d'anomalies chromosomiques établie au préalable.

Résultats du triple test : les statistiques montrent que 5 enfants sur 1 000 grossesses au maximum sont atteints d'une anomalie chromosomique.

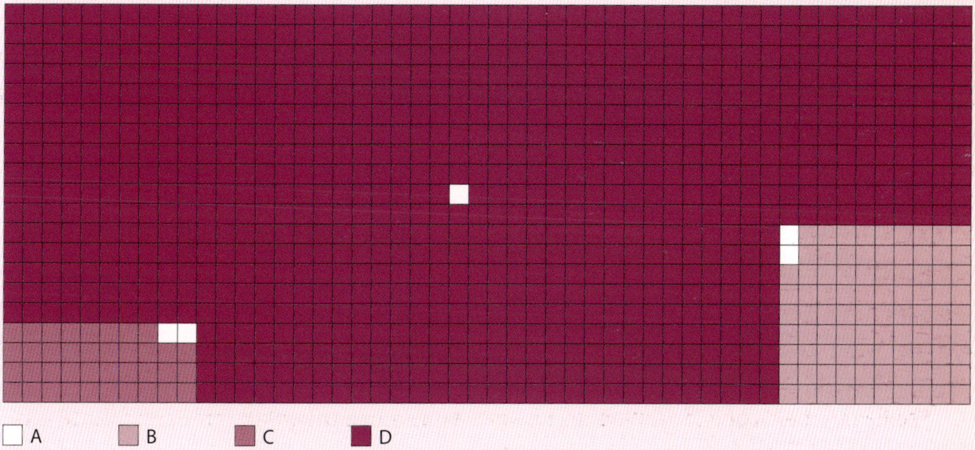

A Enfants malades. **B** 90 femmes présentant un risque élevé de mettre au monde un enfant atteint de trisomie 21, 1 à 2 enfants sont effectivement atteints. **C** 40 femmes présentant un risque élevé de mettre au monde un enfant atteint d'une anomalie du tube neural (par ex. spina-bifida), 2 enfants sont effectivement atteints. **D** 870 femmes sans risque connu, 1 enfant est pourtant atteint de l'une des deux maladies.

Source : Université Wilhelms de Münster (Westphalie, Allemagne), 2007.

Triple test

Entre la 15e et la 18e semaine, trois marqueurs sériques peuvent être quantifiés dans le sérum maternel : l'alphaprotéine fœtale, produite par le fœtus, et la HCG et l'œstriol, deux hormones maternelles. Le rapport entre ces trois valeurs est analysé. Combiné à l'âge et au poids de la mère, ainsi qu'à la durée de la grossesse, il permet d'établir une probabilité statistique du risque personnel d'aberrations chromosomiques ou d'anomalie du tube neural (spina-bifida). Si le risque est élevé, l'amniocentèse est conseillée. Cet examen est appelé triple test, car trois paramètres sont analysés. Le quadruple test, plus récent, englobe un quatrième marqueur : l'inhibine A, une hormone maternelle.
Les résultats sont obtenus environ une semaine après la prise de sang. Le triple ou quadruple test ne livre pas de diagnostic, mais permet uniquement d'établir un risque possible. Cet examen est pris en charge par la sécurité sociale.

ANOMALIE DU TUBE NEURAL – QU'EST-CE QUE C'EST ?
Pendant les dix premières semaines de grossesse apparaît le tube neural, un stade embryonnaire du cerveau et de la moelle épinière, qui se développe en forme de tube jusqu'au système nerveux central. Quand le tissu ne se ferme pas complètement, on parle d'anomalie du tube neural.

Fiabilité de l'examen

Selon les spécialistes de la médecine prénatale, le triple test affiche un taux de détection de 89 %. Quand l'examen est négatif, le résultat est fiable à 99 %. Dans leur soulagement, beaucoup de femmes oublient qu'il reste malgré tout un risque de 1 %. Le principal inconvénient du triple test est que, dans 25 % des cas – soit une part importante – le résultat est faux positif : l'examen révèle un risque accru, alors que l'enfant est en bonne santé. Vous pourriez donc passer inutilement des nuits sans sommeil, voire subir une amniocentèse qui n'aurait pas été nécessaire sans cette erreur de résultat. Même le quadruple test, qui prend en compte une quatrième valeur, ne permet pas de remédier fondamentalement à ce problème.
Les opposants à cet examen soulignent qu'il peut entraîner des fausses couches d'enfants sains (en cas d'amniocentèse) dans le seul but de rechercher un handicap statistiquement possible. Beaucoup trop de femmes seraient inutilement inquiétées. Les partisans affirment au contraire que les examens sanguins sont pertinents pour les femmes de plus de 38 ans, car, en cas de résultat négatif (le risque

résiduel de 1 % doit être accepté), il est possible de renoncer à l'amniocentèse, qui, sans cet examen, est systématiquement recommandée.

Erreurs possibles

- L'examen est imprécis en cas de diabète, de grossesse multiple et de surpoids.
- La quantification des marqueurs sériques requiert la date exacte du début de la grossesse, qui ne peut pas toujours être établie avec précision.
- Le degré de fiabilité des programmes informatiques chargés de calculer la probabilité statistique est très variable.

CONSEIL

L'âge de l'enfant peut être déterminé arithmétiquement à partir de la date des dernières règles ou par échographie à l'aide d'un programme informatique, qui s'appuie sur sa taille. Les deux résultats devraient concorder pour renforcer la fiabilité du triple test.

Amniocentèse

L'amniocentèse, le deuxième examen invasif, fait partie du diagnostic prénatal depuis les années soixante-dix. Il est pris en charge par l'assurance-maternité à partir de 38 ans et en présence de facteurs de risque. En France, le nombre d'amniocentèses a été multiplié par cinq en 20 ans pour atteindre près de 15 % des femmes enceintes en 2007. L'amniocentèse permet de détecter avec certitude certaines maladies génétiques, mais pas toutes. Le délai optimal se situe entre la 15e et la 16e semaine. Dans certains cas, l'examen peut être réalisé plus tôt ou plus tard (par exemple après le triple test). Dans un premier temps, le médecin vérifie par échographie si votre enfant va bien. Ensuite, une aiguille fine prélève environ 20 ml de liquide amniotique à travers la paroi abdominale. En général, une seule piqûre suffit. Les cellules fœtales qui baignent dans le liquide amniotique sont mises en culture, laquelle dure de deux à trois semaines. Le résultat est une analyse chromosomique, qui révèle les éventuelles maladies génétiques dont est atteint l'enfant, et, bien sûr, son sexe. Le laboratoire analyse également le liquide amniotique. L'examen permet aussi de savoir si l'enfant présente une anomalie du tube neural (page 54), la plus fréquente et la plus connue étant le spina-bifida.

Le prélèvement en lui-même ne dure que 5 à 15 minutes. Bien que la plupart des femmes ne ressentent pratiquement aucune douleur, ne soyez pas étonnée si ce n'est pas votre cas. C'est géné-

CONSEIL : NE REGARDEZ PAS L'ÉCRAN

Pendant l'amniocentèse, vous pouvez suivre sur l'écran les réactions de votre enfant à l'examen. Très peu de femmes enceintes y sont préparées. Beaucoup parlent de cet examen comme d'une épreuve. Pour vous protéger, vous pouvez détourner le regard de l'écran et visualiser des « images intérieures » positives (page 117).

ralement normal. Certaines femmes disent avoir ressenti des élancements dans le ventre après l'amniocentèse. La plupart du temps, ils disparaissent rapidement, mais il est préférable de vous faire examiner par mesure de sécurité. Dans les 24 heures qui suivent le prélèvement, vous devez impérativement vous ménager le plus possible et renforcer vos défenses immunitaires.
Indiquez après l'examen par quel biais vous souhaitez être informée du résultat. Les spécialistes préconisent un entretien personnel avec le gynécologue.

Fiabilité de l'examen

Le diagnostic chromosomique est sûr à 100 %. Cet examen ne donne pas de fausses alertes, c'est-à-dire de faux positifs. Mais un caryotype normal ne signifie pas automatiquement que votre enfant est en parfaite santé, même si la bonne nouvelle est souvent communiquée et comprise dans ce sens. L'amniocentèse sert uniquement à exclure certaines maladies génétiques. De même, elle ne permet pas de déterminer le degré du handicap. Ainsi, des enfants atteints de trisomie 21 peuvent être lourdement handicapés et avoir de nombreuses autres maladies. À l'inverse, ils peuvent être suffisamment en bonne santé pour pouvoir vivre de manière autonome à l'âge adulte. La fourchette est extrêmement large et peut même influencer la décision : cela fait en effet une différence de savoir si l'enfant sera totalement dépendant ou pourra acquérir une certaine autonomie dans la vie.

Risque de l'examen

La majeure partie des amniocentèses se déroule bien. Une lésion de l'enfant est certes possible, mais heureusement extrêmement rare. Selon l'expérience et l'aptitude du praticien, le risque de fausse couche est de 0,5 % à 1 %, c'est-à-dire de 1 à 2 pour 200 femmes. Le risque augmente en présence des deux facteurs suivants :

> Plus l'examen est réalisé tôt ;

> Plus la femme est âgée au moment de l'examen.

De surcroît, en cas de fausse couche précédente ou de saignements vaginaux au cours de la grossesse, l'amniocentèse représente un risque élevé. Réfléchissez avec votre compagnon si vous êtes prête à subir cet examen, puis faites part de vos réflexions à votre gynécologue ou à votre sage-femme.

L'opinion qui veut que l'amniocentèse soit systématique à partir de 38 ans est profondément ancrée dans la société, mais aujourd'hui, l'échographie (page 38) constitue une sorte de filtre, qui permet éventuellement aux femmes de ne pas subir d'amniocentèse, quel que soit leur âge. Malheureusement, cette approche est loin de s'être généralisée. Plusieurs études ont montré la pression que subissaient les femmes pour épuiser toutes les possibilités de diagnostic prénatal (voir graphique page 24). Rappelons de nouveau les points suivants :

- Votre gynécologue doit prendre ses précautions sur le plan juridique et est légalement tenu de vous parler de l'amniocentèse.
- Les hommes ont tendance à faire prévaloir les résultats mesurables sur leur intuition.
- Chacun a sa propre opinion et ses propres arguments, mais c'est vous qui devez prendre une décision au bout du compte.

UN RÉSULTAT PLUS RAPIDE APRÈS L'AMNIOCENTÈSE

Si le temps d'attente vous semble trop long, vous pouvez demander un test Fish. Le résultat est obtenu en un jour, parce que ce test ne nécessite pas que les cellules se divisent. Il permet de vérifier le nombre de chromosomes sexuels XX ou XY. Chez les femmes de plus de 35 ans, le nombre de faux négatifs est assez fréquent. Il est donc dans tous les cas nécessaire d'attendre le résultat final, qui est communiqué en deux à trois semaines. Le test Fish n'est pas remboursé par la Sécurité sociale. De nombreux centres génétiques recommandent ce test dans les cas suivants :

- Chez les femmes de plus 38 ans ;
- Si les marqueurs sériques sont hors normes ;
- Si l'amniocentèse est effectuée après la 18e semaine de grossesse.

Mauvaise nouvelle – Et après ?

Quand ils doivent prendre une décision concernant le diagnostic prénatal, les femmes enceintes et leur compagnon sont confrontés à la question de savoir quelle serait leur attitude face à un enfant handicapé ou atteint d'une maladie chronique. Quand le diagnostic d'un handicap est posé, c'est-à-dire quand le résultat est « positif » dans le jargon médical, il n'y a que deux alternatives : soit interrompre la grossesse, soit accepter le diagnostic en se faisant aider (voir adresses page 126). Si vous ne souhaitez en aucun cas une interruption de grossesse, il n'est peut-être pas cohérent de vouloir être informée d'un éventuel handicap. Dans ce cas, il vaut sans doute mieux renoncer au diagnostic prénatal.

Avant de prendre une décision au sujet du diagnostic prénatal, nous vous conseillons de réfléchir avec votre compagnon aux réactions que vous pourriez avoir en cas de mauvaise nouvelle. Lisez nos conseils à la page 60. Dans le pire des cas, cela aide parfois de prendre une décision avec son cœur, et pas seulement avec sa tête.

Traitement anténatal

Très peu de malformations et d'anomalies constitutionnelles (chromosomiques) détectées par le diagnostic prénatal peuvent être traitées dans le ventre de la mère. On peut par exemple transfuser du sang au bébé via le cordon ombilical en cas d'incompatibilité rhésus entre la mère et l'enfant ou si ce dernier, après un érythème infectieux – une maladie infantile – souffre d'une anémie mettant sa vie en danger. La chirurgie in utero en est encore largement au stade expérimental et n'est pratiquée que dans des centres hautement spécialisés. En cas de réussite d'une opération, par exemple l'ouverture d'une valvule cardiaque, la naissance préma-

SI L'ENFANT N'EST PAS VIABLE

Pour les parents, décider de ne pas interrompre la grossesse après un résultat positif peut représenter une alternative valable. L'enfant vivra aussi longtemps qu'il le pourra. La responsabilité de la mort n'incombe plus aux parents, mais est laissée au destin. Les parents concernés devraient parler de cette possibilité avec le gynécologue et se faire expliquer les éventuelles restrictions médicales.

turée est presque toujours inévitable, même avec des inhibiteurs des contractions utérines, qui ont par ailleurs de nombreux effets secondaires.

Conséquences sur l'accouchement

Si, d'après les connaissances de la médecine, un enfant atteint d'anomalies chromosomiques n'est pas viable ou ne vivra que très peu de temps, la césarienne ne s'impose pas. Si, à l'inverse, on ne sait rien de l'anomalie chromosomique dont il souffre et qu'il y a stagnation du travail ou que les bruits cardiaques du bébé se dégradent, on procède à une césarienne. À cet égard, il peut s'avérer utile d'avoir identifié l'anomalie au moyen du diagnostic prénatal. Cela peut épargner à la mère le risque élevé d'un accouchement opératoire. D'un autre côté, la connaissance du handicap peut porter préjudice en entravant l'optimisme et l'énergie nécessaires à l'accouchement. Si vous avez accepté de mettre au monde un enfant trisomique, vous devez impérativement accoucher à l'hôpital.

La chirurgie par le trou de serrure – Une question de temps ?

La chirurgie fœtale s'intéresse à la technique du trou de serrure (*keyhole surgery*), une méthode endoscopique qui permet de traiter sans risque le bébé dans le ventre de sa mère. On ne sait pas encore si cette solution est prometteuse.

CONSEIL

Quelle que soit votre décision en cas de résultat positif, il est important que votre compagnon et vous-même ne fermiez pas la porte aux sentiments provoqués par le diagnostic – sans censure. Acceptez simplement ce qui vous traverse l'esprit ! Selon les spécialistes c'est le premier pas du travail psychologique.

Conseils en cas de résultat « positif »

Tous les parents sont bouleversés au plus haut point quand ils apprennent que leur enfant est handicapé. En une seconde, leur rêve d'avoir un enfant en bonne santé s'écroule. Mais il existe des sources de réconfort et des services d'aide dans ce moment difficile, souvent traversé par les sentiments, les pensées et les questions décrits ci-après :

« Je me sens tellement déchirée. Je ne peux pas avorter, mais je ne peux pas non plus vivre avec un enfant handicapé. »

Cette détresse immédiate est complètement normale. Vous devez dans un premier temps vous détacher de l'image rêvée d'un enfant non handicapé. Vous pouvez demander conseil et réfléchir calmement ensemble aux deux solutions. Vous pourrez ainsi prendre une décision qui convienne à la fois à votre compagnon et à vous-même.

Conseil : Il peut être utile de rendre visite à une famille ayant un enfant atteint de trisomie 21 par exemple. Certaines associations communiquent gratuitement des adresses de familles. Les études montrent que beaucoup de parents appréhendent mieux la situation quand ils constatent que d'autres personnes sont parvenues à la maîtriser de façon satisfaisante. Vous pouvez aussi obtenir des informations auprès d'associations de parents d'enfants handicapés (voir page 126).

« Comme si le sol s'était dérobé sous mes pieds. »

L'annonce du handicap de l'enfant déclenche un sentiment de désespoir et d'impuissance, mais suscite aussi, ce qui est paradoxal, la honte et l'autocritique. Dans une telle situation, vous avez besoin de l'aide de personnes compétentes ! Souvent, la famille et les amis ne sont pas assez neutres pour vous soutenir en tenant compte de vos propres sentiments. Vous trouverez quelques adresses à la page 126.

Conseil : Vous vous trouvez dans un état de choc émotionnel et n'êtes donc pas en mesure de prendre une décision dans l'immédiat. En aucun cas, vous ne devez subir de pression. Prenez votre temps et réfléchissez calmement ! Les études menées par la clinique gynécologique universitaire de Bonn soulignent l'importance de cette phase de réflexion pour votre bien-être à long terme.

« Pourquoi nous ? »

Attention, impasse ! En essayant de répondre à cette question insoluble, vous épuisez vos forces. Tournez votre regard vers l'avenir, vers des questions concrètes auxquelles vous pouvez apporter une réponse. Quelle que soit votre
décision.

Conseil : L'expérience prouve que les hommes et les femmes gèrent différemment cette situation. Laissez votre partenaire la vivre à sa manière. Une étude du Centre suisse d'évaluation technologique a montré que les femmes avaient besoin d'un soutien psychologique immédiat, notamment parce qu'elles avaient plus tendance à l'autocritique.
Il convient toutefois de rappeler que le handicap n'a rien à voir avec une erreur qui aurait été commise par l'un ou l'autre.
À l'inverse, les hommes essayent de contrôler leurs sentiments, parfois en se réfugiant malheureusement dans l'alcool, et demandent moins d'accompagnement dans un premier temps.

En cas d'interruption de grossesse :

Des adieux dignes

Réfléchissez à la manière dont vous souhaitez dire adieu à l'enfant. Il est préférable de le faire avec amour, car cet être qui ne viendra jamais au monde fera toujours partie de votre vie. Ces adieux peuvent par exemple prendre la forme d'un dialogue avec le bébé, d'obsèques menées dans la dignité ou d'un lieu du souvenir.

Le deuil

Vous vous êtes réjouie de la venue de votre enfant jusqu'à l'annonce du diagnostic. Vous êtes donc parfaitement en droit de porter le deuil de votre enfant ! Même si vous ne voulez, et ne pouvez, l'accepter.

Vivez aussi cet accouchement

Vous n'êtes pas obligée de « subir » l'interruption de grossesse parce que vous éprouvez un sentiment de culpabilité. Pendant l'accouchement, vous avez aussi le droit de crier si vous en ressentez le besoin. Demandez à votre compagnon d'être présent à vos côtés si vous le souhaitez. Au moment où une piqûre est faite à votre bébé dans votre ventre afin que son cœur s'arrête de battre, demandez à tourner l'écran de l'appareil d'échographie et à couper le son !

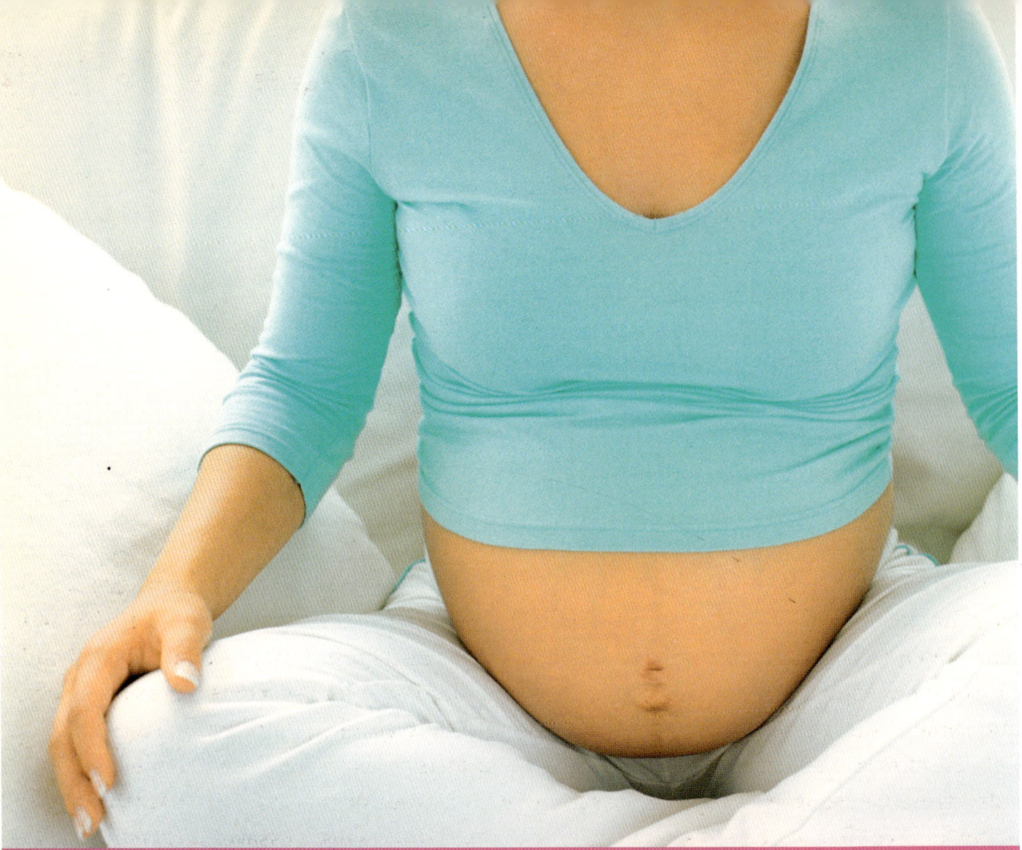

L'accouchement : vous avez votre mot à dire

Dans les mois qui précèdent l'accouchement, la plupart des femmes de plus de 35 ans sont sans cesse confrontées à leur « grossesse à risque ». Il n'est guère étonnant dans ces conditions qu'elles soient aussi inquiètes en ce qui concerne l'accouchement : « De quoi suis-je capable ? » et « Un accouchement normal est-il trop risqué ? ». Selon les connaissances scientifiques actuelles, vous pouvez vous rassurer et envisager l'accouchement en toute confiance. Rien ne s'oppose à un accouchement par voie basse

(vaginal) spontané dans la mesure où tout se passe bien et qu'il n'y a pas eu de complications au cours de la grossesse.
Il est bien sûr impossible de prévoir les événements à l'avance. Pendant l'accouchement, il peut arriver que vous exprimiez d'autres besoins ou que les choses se déroulent autrement que prévu – ce qui est assez fréquent. Vous et votre compagnon devez rester sereins. L'accouchement renferme aussi une part de destin, dont vous vous accommoderez mieux si vous ne vous accrochez pas à des plans que vous aurez peut-être réglés jusque dans les moindres détails.

Combattez votre angoisse

La peur qu'un malheur puisse encore arriver est généralement plus présente chez les femmes de plus de 35 ans. C'est bien ainsi, car votre inquiétude est en fait un signe positif : aujourd'hui plus que jamais, vous comprenez que tout ne peut pas être contrôlé. Cela est effrayant au début. Mais au cours des derniers mois de votre grossesse, vous avez appris que de l'inquiétude pouvaient naître une confiance et une sérénité. Laissez-vous porter sans crainte par la force de l'accouchement. De cette manière, vous combattrez aussi la peur de la douleur, que ressentent la plupart des femmes enceintes. Gérez vos sentiments mitigés de manière active :

- Utilisez la technique de la réinterprétation (voir conseil page 18) pour transformer les douleurs de l'accouchement en une sorte de sport extrême, que vous parviendrez sans aucun doute à maîtriser.
- Pendant l'accouchement, faites appel aux « images intérieures » (page 117) pour mieux supporter la douleur. Représentez-vous par exemple le col de l'utérus comme une porte qui s'ouvre de plus en plus. Chaque contraction devient une force positive, un sésame vers le moment tant attendu.

Quel que soit l'endroit où vous allez accoucher, veillez à être traitée avec respect et à ce que votre opinion soit prise au sérieux. Vous n'avez plus 20 ans – et c'est heureux. Réfléchissez avec votre compagnon à l'endroit qui vous conviendrait le mieux pour

CONSEIL

Chaque femme doit savoir que son corps est fait pour mettre un enfant au monde et croire en ses capacités. Certaines femmes plus âgées ont toutefois perdu cette confiance originelle. Essayez de la retrouver. Votre sage-femme vous y aidera !

mettre au monde votre enfant. Vous devez préalablement vous renseigner sur les différentes possibilités existantes. Sachez que les médecins hospitaliers, les gynécologues et les sages-femmes n'ont pas tous la même opinion sur le type d'établissement le mieux adapté à l'accouchement. Chaque profession a sa propre expérience.

Où accoucher ?

Aucune étude scientifique ne s'est encore penchée sur la façon dont les femmes de plus de 35 ans vivaient leur accouchement. On sait toutefois qu'elles sont souvent inquiètes de savoir si, à l'instar des femmes plus jeunes, elles pourront choisir entre les différents types d'établissements. La plupart se voient conseiller par leur gynécologue un accouchement à l'hôpital : d'une part, pour des questions de sécurité – comme pour les femmes plus jeunes ; d'autre part, parce que les femmes de plus de 35 ans souffriraient plus souvent d'inertie utérine et auraient de ce fait besoin d'une stimulation des contractions. L'hôpital est également conseillé quand un accouchement opératoire est envisagé, par exemple par césarienne, avec la pose d'un forceps ou d'une ventouse.

Les sages-femmes n'ont pas la même opinion sur la question de savoir où les femmes de plus de 35 ans devraient accoucher – dans la mesure où la mère et l'enfant sont en bonne santé. Selon elles, un accouchement à domicile est possible. Le choix le mieux adapté à chacune n'a rien à voir avec l'âge. Faites part de vos désirs à votre sage-femme.

CONSEIL

Les maisons de naissance

Une maison de naissance est un lieu destiné à accueillir les femmes enceintes et leur famille dans des conditions moins médicalisées et plus personnalisées, dans la mesure où aucune complication ne vient grever la grossesse et l'accouchement. Il s'agit d'établissements autonomes qui fonctionnent en réseau avec l'ensemble du système et des praticiens de santé. En France, contrairement à la Belgique, au Canada et à la Suisse (ainsi qu'au reste de l'Europe), il n'y a actuellement aucune législation relative aux maisons de naissance, qui ne sont pas officiellement reconnues. De ce fait, il en existe peu.

De l'importance de la confiance

Par expérience, les accoucheurs savent à quel point les femmes sont sensibles aux influences négatives. Il peut ainsi arriver que les contractions s'affaiblissent, voire cessent complètement, en cas de changement d'équipe dans la salle de travail. La confiance doit alors être restaurée. Dans une interview qu'elle a accordée à un journal spécialisé de son pays en 2003, la sage-femme allemande Katja Baumgart a expliqué que les femmes plus âgées, fortes de leur expérience de la vie et de leur confiance, ne voulaient pas être dirigées pendant l'accouchement. Elles auraient plus besoin d'avoir l'impression d'être aux commandes. C'est généralement le cas dans une maison de naissance, beaucoup plus rarement à l'hôpital. Selon elle, l'inertie utérine est l'expression de ce mal-être : elle n'impute pas la cause de la faiblesse des contractions à l'âge de la future mère. Dans ce cas, la meilleure réaction ne serait pas d'avoir recours à une perfusion ou une césarienne, mais de chercher à améliorer ensemble la situation, ce qui serait beaucoup plus facile dans un cadre familial avec une seule sage-femme. Il est intéressant de noter que les maisons de naissance sont très répandues aux Pays-Bas.

Accouchement à l'hôpital

Les accouchements ne se déroulent pas de la même manière dans tous les hôpitaux. Nous vous conseillons de vous renseigner sur les méthodes employées dans l'établissement que vous avez choisi. Beaucoup de maternités proposent des séances d'information aux femmes enceintes et à leur compagnon. N'hésitez pas à poser toutes les questions qui vous taraudent, par exemple :

- Qui s'occupera de moi pendant le travail ?
- Mon âge a-t-il une incidence sur l'accouchement ?
- Quels examens ou mesures font partie de la routine de l'hôpital, par exemple la mise en place d'une perfusion ou le monitoring ?
- Combien de femmes seront prises en charge en même temps

LES DOCUMENTS QUE VOUS DEVEZ EMPORTER

Bien que la plupart des femmes enceintes se préparent à l'accouchement pendant des mois, il arrive que, dans l'excitation du moment, on oublie les papiers importants. Préparez les documents suivants le plus tôt possible :

- Livret de famille et pièce d'identité ;
- Étiquettes de la sécurité sociale ou carte vitale ;
- Derniers résultats d'examens et carte de groupe sanguin.

par une même sage-femme ?

- Comment se passeront les premiers moments après la naissance ? Comment l'enfant sera-t-il accueilli ?
- Dans quels cas procède-t-on à une césarienne ?

Dans les « maternités amies des bébés », on vous proposera de réfléchir à un projet de naissance où les réponses à toutes ces questions sont notées noir sur blanc. On notera vos préférences (position d'accouchement par exemple) et l'équipe s'engagera à tout faire pour les respecter.

Accouchement à domicile

Prenez contact avec une sage-femme qui pratique l'accouchement à domicile si vous pensez que cette solution pourrait vous convenir. Elle vous dira si ce type d'accouchement est conseillé dans votre cas. Pour pouvoir envisager un accouchement à domicile, il est essentiel que vous ayez suffisamment confiance en vous. Posez à la sage-femme toutes les questions qui vous semblent importantes. Plus ses réponses vous paraîtront cohérentes, plus vous serez rassurée. Vous pouvez éventuellement noter les réponses et en parler à votre gynécologue. Exemples de questions importantes :

Les sages-femmes expérimentées savent évaluer les bruits cardiaques du bébé avec un cornet en bois.

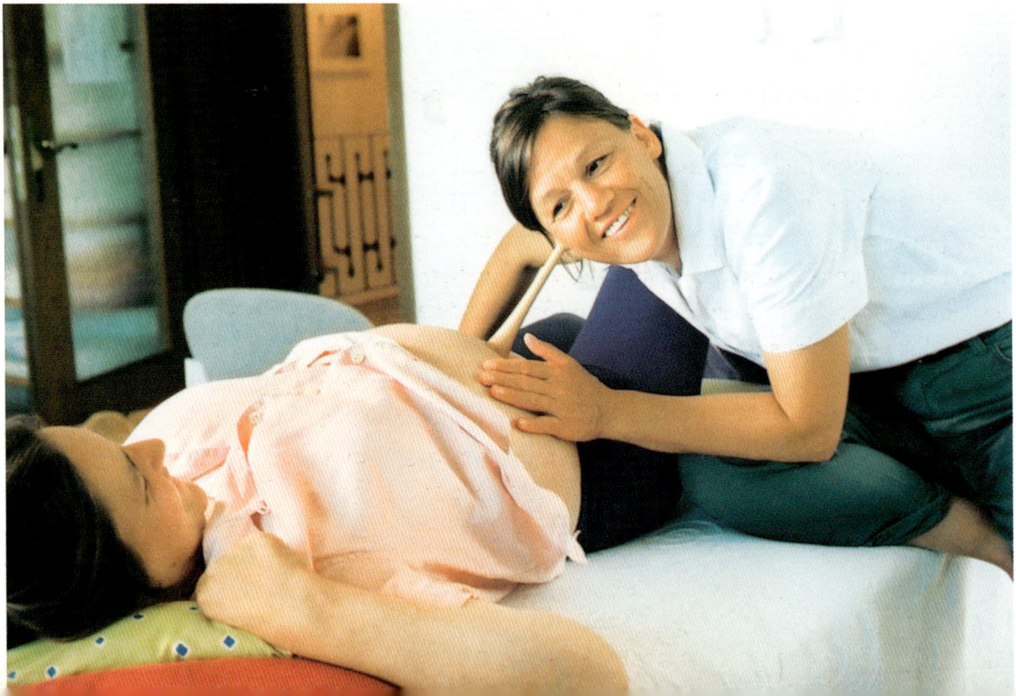

- Que prévoyez-vous en cas d’urgence ? Premiers secours, appareil à oxygène, soufflet d’insufflation, etc.
- Que se passera-t-il si une autre femme que vous suivez a des contractions en même temps que moi ?
- Quel médecin sera contacté en cas de problème ? Comment serai-je transportée à l’hôpital ?
- Que ferez-vous si les douleurs sont trop fortes ?
- Comment mon enfant sera-t-il examiné après la naissance par rapport aux normes hospitalières ?
- Un examen médical sera-t-il effectué après l’accouchement ? Où et quand ?
- Qui me recoudra en cas de lésion obstétricale ou d’épisiotomie ? Comment se déroulera le suivi postnatal pour la mère et l’enfant ?

Il est possible que votre gynécologue ne soit pas favorable aux accouchements à domicile pour les femmes de plus de 35 ans. C’est donc à vous qu’incombera la décision. Ne vous laissez pas mettre sous pression et n’écoutez que les arguments objectifs, que vous devez vous faire expliquer en détail. En cas de doute, adressez-vous à un autre gynécologue pour trouver une solution qui vous convienne. Le plus important est que vous soyez sûre de votre fait.

La césarienne

« Les douleurs sont horribles. Si elles ne sont pas supportables, il faut y remédier » – c’est ce que pensent la plupart des gens. Par peur des douleurs de l’accouchement et pour préserver leurs parties intimes, beaucoup trop de femmes de plus de 35 ans se décident pour une césarienne. Elles ne se croient pas capables de mener à bien un accouchement par les voies naturelles. Pourtant, les douleurs de l’accouchement sont différentes de toutes les autres douleurs. Elles sont limitées à l’accouchement et se soldent par une récompense merveilleuse. En ce sens, elles sont beaucoup plus supportables, en particulier si la femme cède à la force de l’accouchement, s’abandonne et n’essaie pas de lutter contre elles. C’est justement cette vertu ancestrale, dont les femmes ont cherché à se défaire depuis des décennies, qui est la clé du succès.

L'amour pour votre enfant à naître, le soutien de votre compagnon et l'expérience de la sage-femme vous aideront à vous laisser porter par ces forces naturelles et à mettre vous-même votre enfant au monde. Une expérience merveilleuse et forte ! Un certain nombre de césariennes sont pratiquées sans justification médicale, quel que soit l'âge de la mère. De plus en plus de patientes préfèrent en effet cette solution à l'accouchement par voie basse : on parle de césariennes de confort ou de convenance. Ayez le courage d'accoucher naturellement ! Peu de temps après leur accouchement, beaucoup de femmes disent ne pas se souvenir des douleurs qu'elles ont ressenties. Un joli cadeau de la nature, qui entretient ainsi le désir d'un deuxième ou d'un troisième enfant

La césarienne sur demande après 35 ans

Au cours des dernières années, la césarienne est devenue un véritable phénomène de mode. En France, 20 % environ des enfants naissent par césarienne, contre 10 % en 1981. Dans près de 10 % des cas, il n'y aurait pas de réelle raison médicale de pratiquer cette opération. En cas de doute, la césarienne l'emporte souvent, car la majorité des médecins – mais aussi des parents – préfèrent garder le plus possible un contrôle sur l'accouchement, en particulier quand il s'agit d'une femme de plus de 35 ans qui attend son premier enfant. Dans ce cas, la césarienne semble plus indiquée qu'un accouchement vaginal. On oublie trop que la césarienne est une opération lourde qui, comme toute opération, comporte des risques, par exemple un risque d'hémorragie secondaire ou d'inflammation. Par ailleurs, il convient de réfléchir aux conséquences qu'une césarienne peut avoir sur une grossesse ultérieure. L'accouchement opératoire entraîne une cicatrice sur l'utérus. Il peut en résulter une réduction encore plus marquée de la fertilité. Le risque de grossesse extra-utérine est également à considérer. Même en cas de succès de la grossesse, d'autres complications sont possibles, par exemple une mauvaise position du placenta. À la fin de la grossesse, il peut y avoir un déchirement de l'utérus, qui met la vie de la mère en danger. La césarienne repré-

LES FEMMES SONT DES HÉROÏNES !

Quelle que soit la façon dont est né votre enfant, vous, et surtout votre compagnon, devez rendre hommage à la performance que vous avez accomplie, car même une césarienne requiert beaucoup de force et de courage. Bravo et félicitations !

sente la solution idéale uniquement quand un risque réel menace la mère ou l'enfant, comme dans les cas suivants :

Césarienne décidée pendant l'accouchement :

- En cas de souffrance fœtale, par exemple si le bébé est mal oxygéné.
- En cas de stagnation du travail, dû par exemple à une anomalie de position empêchant le passage de l'enfant par voie basse ou à un collapsus cardio-vasculaire de la mère.

Césarienne programmée :

- En cas de maladie de la mère, par exemple une hypertension artérielle, ou de précédentes opérations de l'utérus.
- En cas de mauvaise position du placenta ou de l'enfant, ou si l'enfant pèse plus de 4 500 g.
- En cas de différence de taille importante entre la tête de l'enfant et le bassin de la mère.
- En cas de maladie de l'enfant que l'accouchement pourrait aggraver.

Vous pouvez vous préparer à la césarienne

Selon une étude menée en 2006 par l'université de Brême, la majorité des femmes ayant accouché par césarienne se sentent insuffisamment informées des conséquences de l'opération. Elles auraient aimé pouvoir disposer de plus d'informations avant de prendre leur décision. Pour ne pas être prise de court pendant l'accouchement si une césarienne s'avérait nécessaire, vous devriez vous y préparer. Lisez les conseils suivants, qui vous aideront à mieux vivre votre accouchement malgré la césarienne :

- Pendant les séances de préparation à l'accouchement, évoquez la possibilité d'une césarienne et informez-vous sur le déroulement de l'opération. Certaines sages-femmes n'abordent pas ce thème si elles ne sont pas interrogées à ce sujet.
- Demandez à l'établissement où vous souhaitez accoucher quand et où vous serez autorisée à voir votre enfant après une césarienne. Les politiques des hôpitaux sont très variables. Le temps d'attente ou le réveil sans son enfant à côté d'autres femmes opérées sont très pénibles pour de nombreuses mères.

CONSEIL

Quand la cicatrice de la césarienne n'est plus irritée, vous pouvez vous masser délicatement. L'huile d'arnica est particulièrement recommandée.

- Réfléchissez au préalable si vous préférez une anesthésie locale ou générale. N'hésitez pas à demander conseil : certaines femmes veulent « assister » à l'opération, alors que d'autres préfèrent ne rien sentir. Il y a des partisanes et des déçues dans les deux camps.
- Parlez avec votre compagnon pour savoir ce qu'il devrait faire en cas de césarienne. Devrait-il venir dans la salle d'opération ? Est-ce que cela est possible ? Doit-il rester auprès de l'enfant ou auprès de vous pendant qu'on vous recoud ? Convenez de reposer la question au moment venu.

Pour que l'accouchement se passe bien

C'est, bien entendu, une bénédiction de disposer de la césarienne si les choses tournent mal ! Mais, a priori, rien ne s'oppose à un accouchement par les voies naturelles pour les femmes de plus de 35 ans. Si besoin est, il sera toujours possible d'avoir recours à la césarienne, auquel cas les risques et les bénéfices s'équilibrent. Dans un premier temps, vous devriez vous habituer à l'idée d'un accouchement vaginal. Courage ! Faites confiance à votre force maternelle. Cette énergie qui vous envahit pendant le travail et permet un « accouchement par ses propres moyens » ne naît pas d'un contrôle de soi. Au contraire : ce n'est qu'en vous laissant aller et en abandonnant tout contrôle que vous ressentirez votre propre force. Cet événement enrichira votre vie d'une expérience capitale. De plus, avec un accouchement naturel, vous pourrez profiter plus sereinement et l'esprit clair de ce moment merveilleux et unique où vous tiendrez votre bébé dans les bras pour la première fois.

CONSEIL

Un accouchement s'apparente à l'ascension d'une montagne. Qu'est-ce qui donne le plus de satisfaction : monter en télécabine ou atteindre le but par ses propres moyens ? Les cultures non européennes savent encore combien le « travail de l'accouchement » peut être important pour la mère et l'enfant. Les nouvelles recherches en psychologie confirment en partie cette connaissance : la relation entre la mère et l'enfant – attachement (*bonding* en anglais) – est renforcée par le vécu partagé de l'accouchement. À travers la douleur, la mère se lie physiquement et émotionnellement à son enfant. Le sentiment de bonheur et la joie de tenir son bébé dans les bras n'y sont pas étrangers.

QUESTIONS FRÉQUENTES

Questions pratiques

À la fin de la grossesse, c'est évidemment l'accouchement imminent qui est au centre de toutes les préoccupations. Voici les réponses à quelques questions brûlantes.

Mon âge a-t-il une incidence sur l'accouchement ?

Si vous êtes en bonne santé et que la grossesse s'est déroulée normalement, vous pouvez envisager l'accouchement en toute sérénité. Il y a tout lieu de penser que votre enfant viendra au monde en pleine forme. Ne croyez pas à la rumeur persistante qui dit que les femmes enceintes plus âgées ont souvent des contractions plus faibles. Les causes peuvent être multiples et ne sont pas forcément liées à l'âge en lui-même. Les bébés de mères plus âgées sont en moyenne en aussi bonne santé après l'accouchement que ceux des femmes plus jeunes. C'est prouvé scientifiquement.

Est-ce que « grossesse tardive » rime nécessairement avec naissance prématurée ?

La prématurité a plusieurs causes, qui se renforcent mutuellement. C'est pourquoi les scientifiques ne peuvent pas se prononcer avec certitude sur le facteur de l'âge. Certaines études ont relevé un nombre de naissances prématurées un peu plus élevé chez les femmes de plus de 35 ans. Toutefois, les autres facteurs en jeu n'ont pas été examinés. Toutes les femmes ont été étudiées indifféremment. Les femmes en bonne santé et les primipares plus âgées ont toutes les chances que leurs enfants ne soient pas prématurés, c'est-à-dire naissent après la 36e semaine. Il est intéressant de noter que les femmes vivant dans un couple harmonieux sont moins touchées par la prématurité.

Que puis-je faire pour que mon enfant ne soit pas prématuré ?

Les infections vaginales et la présence de bactéries dans l'utérus qui en résulte constituent l'une des principales causes de la prématurité. La mesure du pH permet d'identifier un déséquilibre de la flore vaginale. Vous trouverez à la page 126 les coordonnées d'une association d'aide aux parents d'enfants prématurés. Le stress est également l'un des principaux facteurs de risque de la prématurité. Vous devriez donc passer au crible votre quotidien professionnel. L'activité physique, la détente et une alimentation saine réduisent le risque de diabète et d'hypertension gestationnels, qui peuvent aussi entraîner une naissance prématurée.

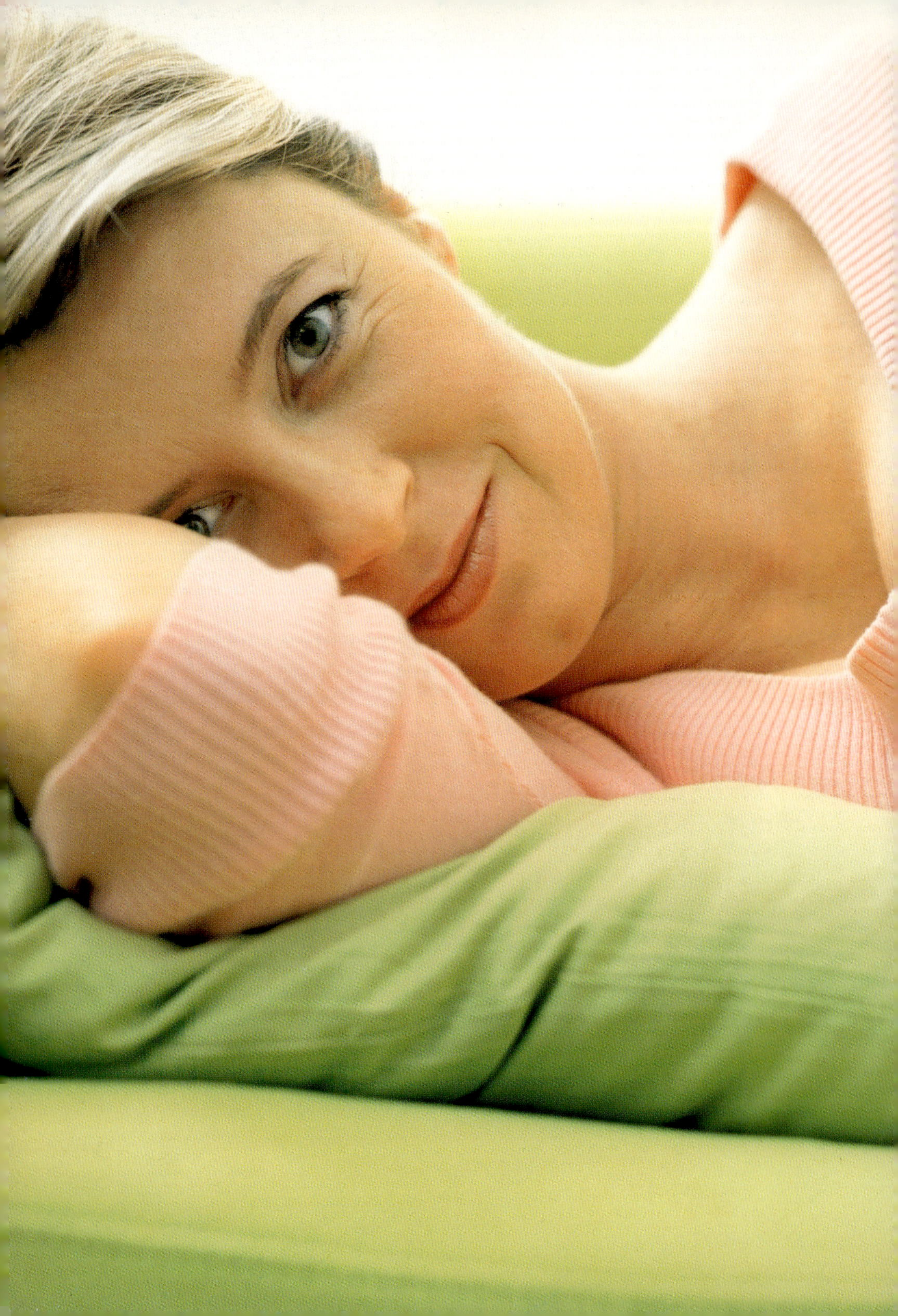

VOTRE BIEN-ÊTRE PHYSIQUE

La grossesse n'est pas une maladie, même après 35 ans. Vous devez toutefois vous adapter à ce nouvel état afin de pouvoir en profiter pleinement.

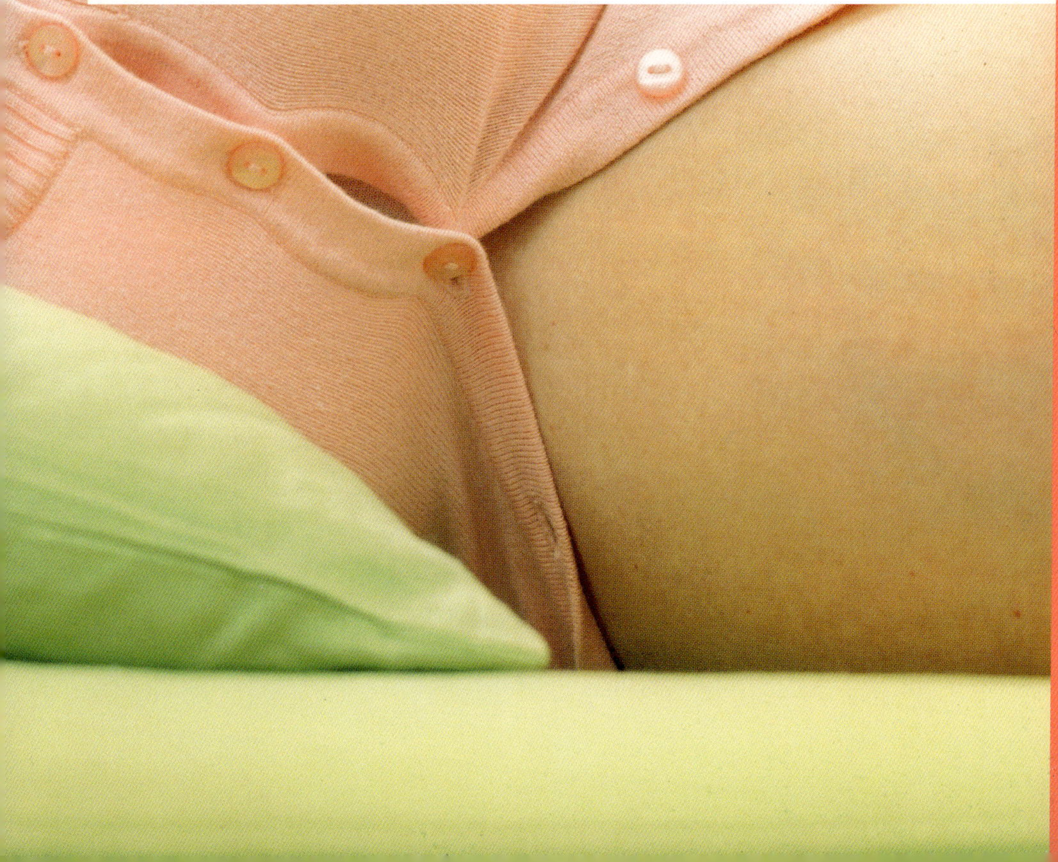

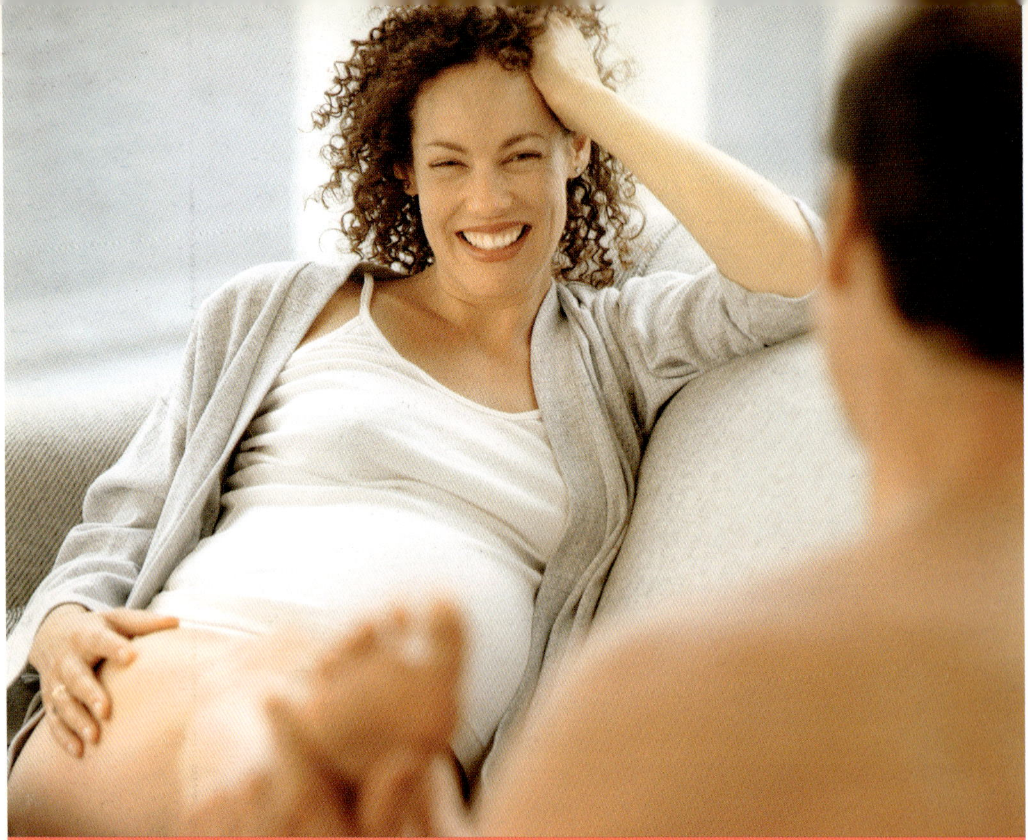

Les maux de la grossesse

La croissance du bébé s'accompagne souvent d'effets secondaires déplaisants, tels que fatigue ou nausées matinales. Les conséquences sont parfois un peu plus importantes, par exemple les varices, l'incontinence ou les douleurs dorsales. L'augmentation du risque statistique de ces troubles gestationnels chez les femmes de plus de 35 ans n'est pas liée à l'âge maternel en lui-même. Ils sont simplement plus souvent préexistants et peuvent se renforcer pendant cette période.

Ce sont les conséquences des mauvaises habitudes de vie et du manque d'activité physique qui se manifestent le plus tôt parmi les complications de la grossesse. Plutôt que d'entretenir les pensées les plus noires, vous devriez concentrer votre énergie à prendre soin de votre corps, car il n'y a aucune raison d'imaginer un scénario catastrophe avec d'énormes varices bleues ou une constipation permanente. Voyez ces désagréments comme une occasion bienvenue d'être plus à l'écoute de vous-même. C'est le meilleur moyen de vivre pleinement et sans angoisse cette période intense et merveilleuse. Utilisez votre grossesse comme un bain de jouvence, qui vous permet, peut-être pour la première fois, d'entourer votre corps des meilleurs soins.

Effets secondaires déplaisants

Au cours des premiers mois de grossesse, la plupart des femmes, quel que soit leur âge, ressentent une fatigue profonde, qu'elle n'avait jamais connue auparavant et qui leur rend difficile de vaquer à leurs occupations habituelles. De plus, nombre d'entre elles souffrent également de nausées douloureuses, qui, dans les cas les plus extrêmes, peuvent aller jusqu'aux vomissements. Et comme la plupart des femmes enceintes de plus de 35 ans préfèrent attendre le troisième mois pour annoncer la bonne nouvelle, leur entourage ne doit rien en savoir. Si vous vous retrouvez dans une telle situation, vous adopterez probablement la stratégie « Serrer les dents et supporter » sur votre lieu de travail. Cependant, ne faites pas l'erreur de vouloir faire étalage de votre dynamisme malgré votre fatigue. Au contraire : maintenant que vous êtes enceinte, vous devez trouver de nouvelles solutions, plus douces.

SAVOIR ACCEPTER

Il est important d'apprendre à accepter les indispositions liées à la grossesse, car cela vous sera utile au moment de l'accouchement, mais aussi dans le quotidien avec votre enfant : vous vivrez de nombreuses situations durant lesquelles il vaudra mieux accepter que de s'énerver – par exemple quand il réclamera avec véhémence sa tétée, son lit, votre amour... ou une couche propre.

Faible et fatiguée

Pendant environ trois mois, beaucoup de femmes aimeraient jouer à la Belle au bois dormant, et vous devriez céder à cette envie, car votre corps réalise des performances phénoménales. Essayez de vous offrir un sommeil profond aussi souvent que possible, même si ce n'est que pour un quart d'heure – le bon vieux petit roupillon ou, plus moderne, la sieste éclair. Cela constitue en outre un bon entraînement pour les premiers temps avec votre bébé, où vous devrez lui donner la tétée ou le biberon plusieurs fois par nuit. Il est conseillé, en particulier pendant le premier et le dernier trimestre de grossesse, de vous coucher tôt, car, d'après l'expérience des sages-femmes, beaucoup de futures mères de plus de 35 ans ont besoin de plus de sommeil que leurs homologues plus jeunes. Si vous répondez à vos besoins de repos, vous récupérerez facilement et rapidement. Il est également possible que votre fatigue soit en partie due à d'anciennes habitudes de vie, que vous avez abandonnées en raison de votre grossesse, par exemple une consommation excessive de café.

Désintoxication ?

Le café est un véritable excitant. Les femmes actives en consomment souvent beaucoup, car il est d'usage d'en offrir pendant les réunions ou les pauses. Comptez le nombre de tasses de café, de

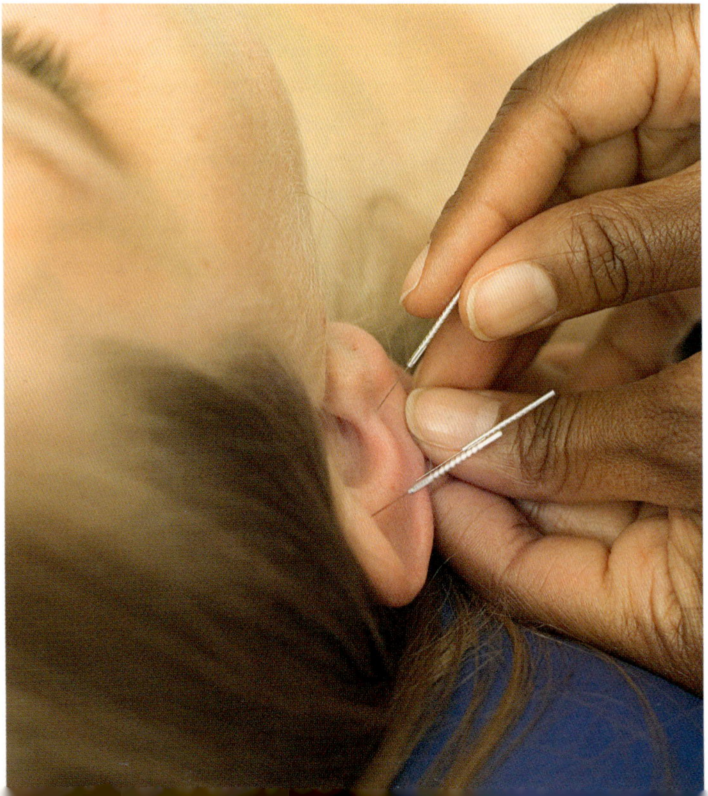

L'acupuncture auriculaire permet de soulager beaucoup de maux. Si vous êtes suivie par une sage-femme, elle peut vous proposer des séances d'acupuncture.

thé noir ou de thé vert que vous buviez avant votre grossesse. Pour ne pas nuire à votre enfant, vous devez désormais limiter votre consommation à une ou deux tasses de boissons caféinées. La plupart des femmes en sont conscientes et adaptent leur comportement en conséquence. Il est donc possible que vous soyez « en désintoxication » et que votre corps doive s'habituer à cette réduction d'apport en caféine. Si vous ne voulez pas (encore) officialiser votre grossesse, vous pouvez invoquer un traitement homéopathique pour refuser le café.

Du côté de l'Extrême-Orient

La médecine occidentale n'a pas encore trouvé de réponse satisfaisante au phénomène qui veut qu'une partie des femmes de plus de 35 ans soit plus fatiguée pendant leur grossesse que les femmes plus jeunes. Par contre, les praticiens de la médecine traditionnelle chinoise (MTC) ne s'en étonnent guère. Selon eux, l'énergie des reins (également appelée énergie originelle, car les reins sont le siège de l'énergie vitale selon la MTC) décline chez tout le monde au fil du temps. Les réserves encore disponibles s'épuisent donc plus rapidement et la carence qui en résulte entraîne plus vite une fatigue et un épuisement durables. Ce n'est cependant pas une raison pour désespérer, car la médecine chinoise propose les méthodes thérapeutiques suivantes, également reconnues dans nos sociétés, auxquelles vous pouvez avoir recours à titre préventif :

> Acupuncture/acupressure (demandez à votre sage-femme) ;
> Exercices actifs (qigong ou yoga) ;
> Alimentation curative (page 85).

Ces traitements vous permettent de compenser les déficits en énergie de manière ciblée. Vous vous sentirez plus détendue, plus dynamique et plus forte. Une préparation idéale à l'accouchement.

Le shiatsu active les défenses naturelles

Le shiatsu – terme qui signifie « pression des doigts » – est une méthode de massage thérapeutique originaire du Japon. Cette tech-

RENFORCEZ VOTRE ÉNERGIE RÉNALE

> Maintenez le bas de votre dos au chaud, même en été ! Une serviette enroulée autour des hanches peut faire des miracles.
> Buvez beaucoup pour favoriser l'activité rénale.
> Évitez les boissons froides et les aliments crus. Préférez les plats chauds, par exemple les potages faits maison.
> Autorisez-vous à manger des aliments sucrés s'ils sont sains. Que diriez-vous d'un riz au lait chaud accompagné de compote de prunes ou de pommes ?

nique d'acupressure a fait ses preuves dans le traitement des maux de la grossesse. Le shiatsu repose sur l'énergie corporelle, le Qi (prononcez tchi), qui, selon la tradition orientale, circule dans des méridiens. Quand l'énergie circule librement, nous nous sentons bien. À l'inverse, les maux associés à la grossesse sont le signe que le Qi est bloqué ou affaibli. Une séance de shiatsu permet de repérer et, dans la mesure du possible, de résorber ces blocages. Le corps reçoit des impulsions ciblées lui permettant d'activer ses défenses naturelles. Wataru Ohashi, thérapeute et formateur reconnu en shiatsu, recommande d'impliquer le futur père en lui apprenant des techniques simples. Outre le bien-être que cela apporte, cette aide active du compagnon renforce la responsabilité commune du couple dans la grossesse. Un bon départ dans la vie à trois !

CONSEIL

Le gingembre, c'est la force à l'état pur ! Au marché, dans les magasins biologiques et dans les supermarchés – aujourd'hui, on peut acheter du gingembre frais presque partout. Assurez-vous qu'il est de bonne qualité. Le gingembre apporte une note fraîche et fruitée à la cuisine. Idéal dans les soupes, il peut également entrer dans la composition des desserts. Vous pouvez le consommer en infusion ou sous la forme d'un soda avec du miel. Le gingembre se plie à toutes les variantes. La médecine traditionnelle chinoise lui attribue des vertus de puissance. Des chercheurs occidentaux ont démontré qu'il permet de parer aux nausées. Ayez-en toujours dans le bac à légumes de votre réfrigérateur.

Les nausées – Un petit désagrément

Les nausées sont le deuxième effet secondaire désagréable qui affecte de très nombreuses femmes enceintes, quel que soit leur âge, surtout le matin et seulement pendant les trois premiers mois. Prendre le petit-déjeuner au lit permet d'augmenter le taux de glycémie avant de se lever, et ainsi de limiter leur apparition. Il est également conseillé de fractionner les repas. Il est heureusement inutile de vous inquiéter pour votre enfant, car il reçoit généralement tout ce dont il a besoin pour son développement malgré les nausées. Certaines sages-femmes préconisent de pratiquer l'acupuncture au niveau du méridien de l'estomac. Si vous souffrez de nausées, cela vaut le coup d'essayer. En cas de doute, demandez à votre gynécologue. Les nausées, les vomissements et le dégoût naturel de la cigarette ou du verre de vin rouge que vous aimiez tant ont aussi leur avantage : ils vous empêchent automatiquement d'ingérer des substances nocives pendant le premier trimestre de grossesse, qui est une période cruciale.

Hémorroïdes, varices, etc.

Pendant la grossesse, le corps se met en mode d'approvisionnement maximal. C'est ce qui explique notamment que les vaisseaux soient élargis. Résultat : le sang s'écoule lentement et est plus difficilement pompé par le cœur, en contournant l'obstacle que constitue l'utérus, ce qui entraîne une stase du sang veineux dans les jambes et le bas-ventre. Associée au relâchement des tissus provoqué par la progestérone, une hormone de grossesse, elle peut se traduire par des varices sur les jambes, mais aussi des hémorroïdes au niveau des parties intimes. Les prédispositions familiales, le surpoids et une position debout prolongée augmentent le risque de congestion des vaisseaux et de thrombose, plus rare, mais aussi plus grave. Selon certaines études, les femmes enceintes de plus de 35 ans seraient plus exposées au risque de formation d'un thrombus (caillot) dans les veines. Intéressons-nous à l'une de ces études, afin que vous ne soyez pas effrayée inutilement par le risque de thrombose : les chercheurs de l'université Duke (Durham, États-Unis) ont établi que le risque que de thrombose était supérieur de 38 % chez les femmes enceintes de plus de 35 ans par rapport aux femmes plus jeunes. Mais si on y regarde de plus près, on s'aperçoit que l'âge n'est qu'un paramètre parmi d'autres et que les scientifiques ne se sont pas donné la peine de sélectionner les femmes en bonne santé qui, mis à part leur âge, ne présentent aucun risque. Les 38 % englobent donc de nombreuses femmes souffrant de maladies préexistantes, ce qui a entraîné une augmentation du nombre de thromboses observées.

Prévenir les varices et la thrombose

Toutes les futures mères de plus de 35 ans ne sont pas égales face au risque de développer des varices. Les femmes qui ont eu des varices avant leur grossesse, sont en surpoids, exercent un métier nécessitant de rester assises ou debout, celles qui ont des prédis-

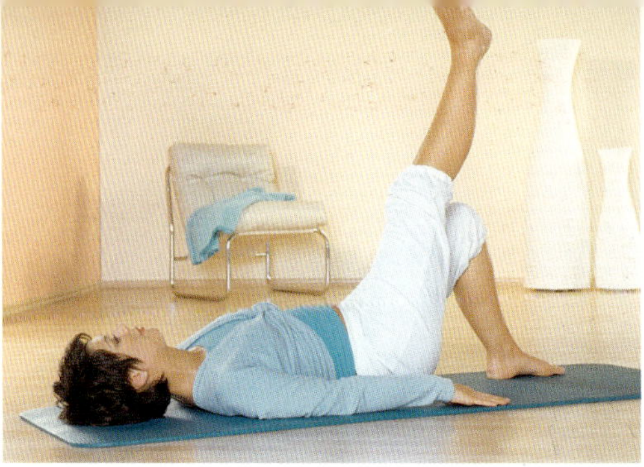

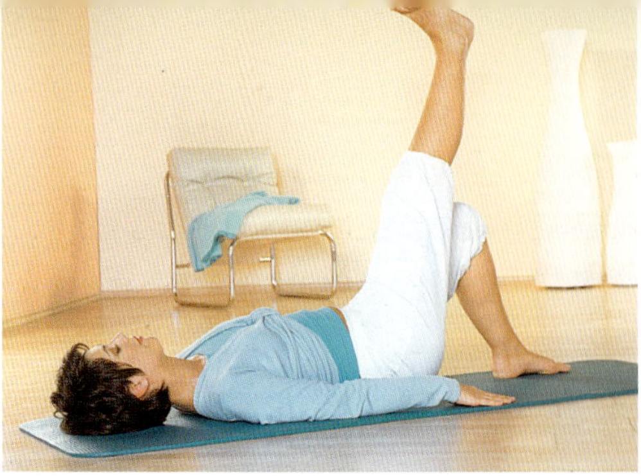

Vous pouvez effectuer cet exercice tant que vous pouvez rester allongée sur le dos. À partir du 6e mois environ, faites-le uniquement sur le côté ou debout.

positions familiales à la thrombose, doivent demander conseil à leur gynécologue quant à leur risque personnel et aux mesures de prévention adaptées, comme les bas de contention. Les autres doivent simplement suivre les recommandations générales de prévention des varices et de la thrombose :

> Surélevez les jambes aussi souvent que possible.
> Portez des chaussures sans talons.
> Ne croisez pas les jambes.
> Quand vous prenez votre douche, aspergez alternativement vos jambes avec de l'eau chaude et de l'eau froide.
> Activez régulièrement votre pompe veineuse, comme expliqué dans l'exercice suivant.

Exercice : Pompe veineuse

> Allongez-vous sur le dos, jambes pliées. Levez une jambe de façon relâchée (gauche).
> Fléchissez le pied vers vous, puis tendez-le. Répétez 12 fois. Décrivez ensuite des cercles dans les deux sens. Répétez également 12 fois.
> Tendez le plus possible la pointe du pied et maintenez l'étirement pendant trois inspirations (jambe droite).
> Secouez doucement la jambe, puis passez à l'autre jambe.

Variante : Quand vous ne pourrez plus rester allongée sur le dos, vous pourrez faire un exercice similaire en position debout :

> Prenez appui sur les orteils ou sur le pied de devant. Levez et baissez les pieds en alternance.

La tension des muscles des mollets favorise le retour du sang des veines jusqu'au cœur, ce qui élimine les congestions.

Prévenir la constipation et les hémorroïdes

Outre la congestion des veines, la grossesse entraîne un ralentissement du péristaltisme ou transit intestinal. Les aliments restent donc plus longtemps dans l'intestin, ce qui provoque gaz et ballonnements, mais il peut également en résulter une constipation pénible et durable. La pression exercée au moment des selles entraîne une augmentation de la pression sanguine dans les veines de la région anale, qui se traduit par des hémorroïdes, lesquelles se manifestent par des démangeaisons ou une douleur au niveau de l'anus, et/ou des traces de sang dans les selles. Il n'est pas rare que les femmes de plus de 35 ans aient déjà des hémorroïdes avant d'être enceintes, parfois sans le savoir, car elles sont très courantes. Notre mode de vie – manque d'activité physique et mauvaises habitudes alimentaires – ainsi que le surpoids favorisent leur apparition. Mieux vaut donc prévenir que guérir. Boire beaucoup et manger sainement constitue la meilleure des préventions. En effet, l'eau et les fibres contenues dans les fruits et les légumes stimulent la digestion et ramollissent les selles. Il devient alors inutile de forcer.

Si vous avez déjà des problèmes de ce type, vous pouvez faire des bains de siège à l'écorce de chêne (commercialisée sous la forme de poudre synthétique) ou vous appliquer sur l'anus des compresses rafraîchissantes enduites de crème. Pour ce faire, enroulez des glaçons écrasés dans une compresse ou un tissu propre, sur lequel vous appliquerez de la crème anti-hémorroïdaire achetée en pharmacie. Cette méthode permet d'atténuer les douleurs aiguës. Sur le long terme, vous devez respecter les règles d'hygiène suivantes :

> Passez de la crème (par exemple de la vaseline) sur la région anale avant et après les selles.
> Essuyez-vous de préférence avec du papier humide.

LES HÉMORROÏDES, UNE AFFECTION TRÈS COURANTE

Les hémorroïdes peuvent être plus ou moins développées. Au début, elles passent souvent inaperçues. C'est pourtant à ce stade qu'elles sont le plus facile à traiter. Prenez les devants !

- 1er degré : Petite protubérance qui n'est pas visible de l'extérieur.
- 2e degré : Les hémorroïdes descendent avec la défécation, mais reviennent spontanément à leur position originelle.
- 3e degré : Les hémorroïdes restent à l'extérieur, mais peuvent être replacées manuellement.
- 4e degré : Les hémorroïdes sont descendues de manière permanente.

Attention : certains produits finis contiennent des additifs qui peuvent irriter la peau. L'eau est donc plus indiquée. Comme les hémorroïdes sont toujours liées à un relâchement du tissu conjonctif, le travail régulier du périnée (exercices page 84), qui soutient le sphincter anal, contribue à leur prévention.

Prévention de l'incontinence

Beaucoup de femmes comprennent qu'elles sont enceintes à de petits changements physiques. L'envie d'aller plus souvent aux toilettes en fait partie. Pendant les trois premiers mois, ce sont les hormones qui en sont la cause. À la fin de la grossesse, l'utérus appuie sur la vessie, ce qui fait qu'une quantité plus faible d'urine provoque une envie. Il arrive que quelques gouttes d'urine s'échappent. Au moindre petit accident, beaucoup de femmes de plus de 35 ans pensent, paniquées, aux dames âgées qui portent des couches. Cependant, sur le plan médical, l'incontinence urinaire d'effort désigne uniquement l'émission involontaire d'urine quand on rit, on porte des charges ou on tousse. L'urètre ne peut alors pas résister à la brève augmentation de la pression abdominale et s'ouvre. Quel que soit l'âge de la mère, ce phénomène est parfaitement logique pendant la grossesse, car la pression sur l'urètre est accrue par le bébé. Normalement, un périnée ferme et bien entraîné peut résister à cette pression et soutenir le sphincter de l'urètre. Malheureusement, beaucoup de femmes ne découvrent ce muscle secret et merveilleux que sur le tard, souvent à l'occasion de la rééducation périnéale proposée après la grossesse. Aussi, vous pouvez voir dans une légère incontinence apparaissant durant la grossesse une invitation à prendre conscience de votre périnée. Avec les « sexercises », vous pourrez en apprendre plus sur ce muscle, qui joue

FACTEURS DE RISQUE D'INCONTINENCE

Plusieurs études réalisées en Grande-Bretagne et en Australie qui se sont penchées sur l'âge des femmes enceintes ont abouti aux conclusions suivantes : contrairement à ce qu'on entend souvent, le principal facteur de risque d'incontinence après un accouchement n'est pas l'âge maternel, mais la préexistence de l'incontinence avant la grossesse. Par ailleurs, les scientifiques de la Harvard Medical School aux États-Unis ont établi que 43 % des femmes âgées de 37 à 54 ans souffrent d'incontinence. Les facteurs aggravants sont l'âge, le poids, le tabagisme et le diabète de type 2. Si vous ne pouvez rien faire en ce qui concerne votre âge, vous pouvez en revanche agir sur la plupart des autres facteurs de risque.

également un rôle important dans la vie amoureuse. Il n'est guère surprenant que les magasins érotiques vendent diverses boules et quilles qui sont prescrites sous des formes analogues par le médecin en cas d'incontinence – après la grossesse et l'allaitement – pour renforcer le périnée !
Sur la page suivante, nous vous présentons quelques exercices simples pour lesquels il n'est besoin ni de boules, ni de quilles.

La force voluptueuse du périnée

Étant donné que l'un des rôles du périnée est de soutenir les organes internes et de redresser la colonne vertébrale, il est important de le faire travailler le plus tôt possible, même en dehors de la grossesse. Plus ce travail a été négligé, plus les conséquences sur la grossesse sont perceptibles. À cela s'ajoute le poids des années.
Peu de femmes enceintes savent que les hémorroïdes, l'incontinence et les douleurs dorsales sont liées. Le périnée en est le dénominateur commun. Ce muscle doit stabiliser l'ensemble du bassin et ses organes, ainsi que le bas du dos. La vessie et l'anus étant entourés par le muscle, ils ne peuvent fonctionner correctement que si celui-ci est suffisamment vigoureux.
Si vous ne souhaitez pas suivre un programme d'exercices dédié, pensez à contracter le périnée avant d'effectuer un mouvement dans votre vie quotidienne ou pendant les exercices de travail des muscles dorsaux (page 97). Vous pouvez par exemple le faire quand vous soulevez un panier à linge ou des dossiers à partir de la position accroupie : contractez, puis relevez-vous, le dos droit, en prenant appui sur cette contraction. Vous remarquerez qu'il est beaucoup plus facile d'effectuer un mouvement en activant le périnée. Plus votre ventre grossit, plus vous pouvez profiter de la force de votre périnée. Mais point trop n'en faut : si vous pouvez sentir votre périnée et le contracter pendant les mouvements, vous devriez vous en contenter pendant la grossesse. Des exercices trop intenses peuvent en effet provoquer des contractions.
Outre le travail du périnée, nous vous conseillons de surveiller votre poids. Un surpoids fait peser une charge supplémentaire sur le périnée et représente donc un important facteur de risque

CONSEIL
Jusqu'à la ménopause, votre corps peut compenser le manque d'entraînement du périnée. La vessie peut ainsi continuer à fonctionner correctement après la grossesse. Les modifications hormonales intervenant à la cinquantaine entraînent un affaiblissement supplémentaire des muscles situés dans la région de la vessie. Ce prolapsus favorise l'incontinence. Conclusion : travaillez votre périnée tant qu'il est encore temps !

de nombreuses maladies gestationnelles, comme l'incontinence et les hémorroïdes.

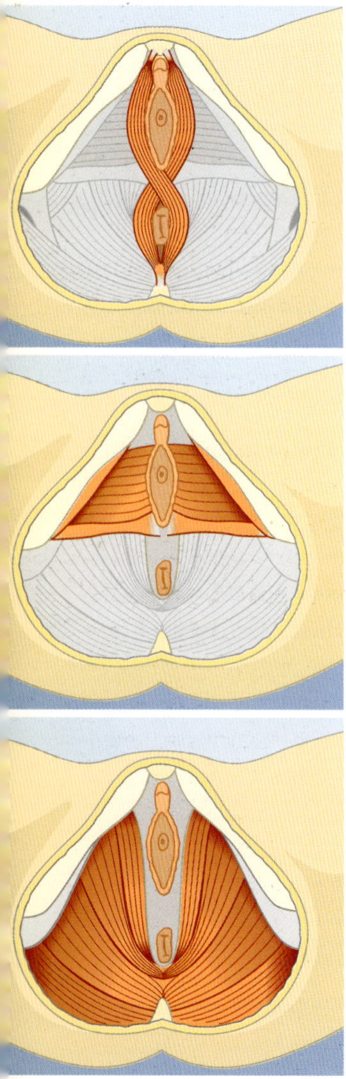

Vous pouvez sentir votre périnée, mais vous ne pouvez pas le voir : couche externe (haut), couche centrale (milieu), couche interne (bas).

Établissez une relation voluptueuse, sensuelle et, en même temps, utile avec votre périnée :

Exercice 1 : Premier contact (couche musculaire externe)

- Posez une main sur votre périnée, zone située entre l'entrée du vagin et l'anus. Prenez l'air sévère en fronçant les sourcils. Sentez-vous une légère tension au niveau du périnée ?
- Essayez ensuite de contracter et de relâcher doucement le périnée et le vagin avec votre force musculaire interne. Dans le même temps, froncez et défroncez les sourcils. Les cuisses et les fesses doivent rester détendues.

Cet exercice est suffisant dans un premier temps.

Exercice 2 : Position assise (couche musculaire centrale)

- Asseyez-vous sur le bord d'une chaise. Placez une main sous chaque fesse. La zone osseuse correspond aux ischions. Les mains servent uniquement à sentir le mouvement des ischions. Vous pouvez aussi faire l'exercice sans les mains. Contractez le périnée comme dans l'exercice précédent.
- Dans un deuxième temps, essayez de resserrer les deux ischions. La contraction a pour effet de redresser la colonne vertébrale au-dessus du bassin.

Au début, ne maintenez la contraction que quelques secondes, relâchez, puis contractez de nouveau. Avec le temps – et surtout après la grossesse – vous pourrez contracter plus longtemps.

Exercice 3 : Contraction avancée (couche musculaire interne)

- Après avoir contracté le périnée comme expliqué dans les exercices 1 et 2, imaginez qu'il remonte encore plus loin vers l'intérieur. Pensez à un ascenseur, cela vous aidera.

Nous vous conseillons de travailler cette couche musculaire sous la surveillance d'un professionnel, pendant les séances de préparation à l'accouchement ou de rééducation périnéale.

QUESTIONS FRÉQUENTES

Les piliers de votre santé

Une alimentation saine et une activité physique suffisante jouent un rôle très important pendant la grossesse. Voici les réponses aux questions les plus fréquentes à ce sujet.

J'ai une énorme envie de sucré. Que puis-je faire ?

Beaucoup de femmes disent consommer sans retenue des sucreries pendant leur grossesse. De véritables fringales de notre point de vue occidental ! La médecine traditionnelle chinoise sait pourtant que le goût sucré exerce un important effet apaisant. Ce besoin est donc normal. Mais mieux vaut toutefois éviter les sucreries classiques à base de sucres artificiels. Préférez-leur les sucres naturels contenus dans les aliments suivants : toutes les variétés de céréales (millet, avoine, riz), fruits secs et fruits à coque, légumes (carottes, fenouil, potiron, haricots verts), légumes secs. Vous pouvez y ajouter une petite cuillère de miel.

Que conseillez-vous en cas de troubles digestifs ?

Un petit-déjeuner chaud : faites fondre un peu de beurre et faites-y dorer des flocons d'avoine. Ajoutez des fruits coupés en dés (par exemple des pommes ou des poires), des raisins secs, des noix et un peu d'eau chaude. Assaisonnez avec une pincée de sel, de la cannelle en poudre et, selon les goûts, un peu de gingembre fraîchement râpé. Pour les accros au sucre, utilisez des fruits plus sucrés et agrémentez de vanille ou de miel. Important : laissez mijoter environ 10 minutes pour faciliter la digestion.

Si je suis atteinte d'une maladie liée à la grossesse, puis-je pratiquer du sport ?

Si vous souffrez d'une maladie liée à la grossesse, il est recommandé de prendre conseil auprès de votre gynécologue ou d'un spécialiste. En principe, une activité physique modérée ne nuit jamais. Mais faites une pause si votre ventre devient dur. Une étude menée aux États-Unis auprès de 20 000 femmes a montré que le risque de diabète gestationnel était inférieur de 23 % chez les femmes qui bougent beaucoup dans leur vie quotidienne à celui de celles qui ne pratiquent aucune activité physique.

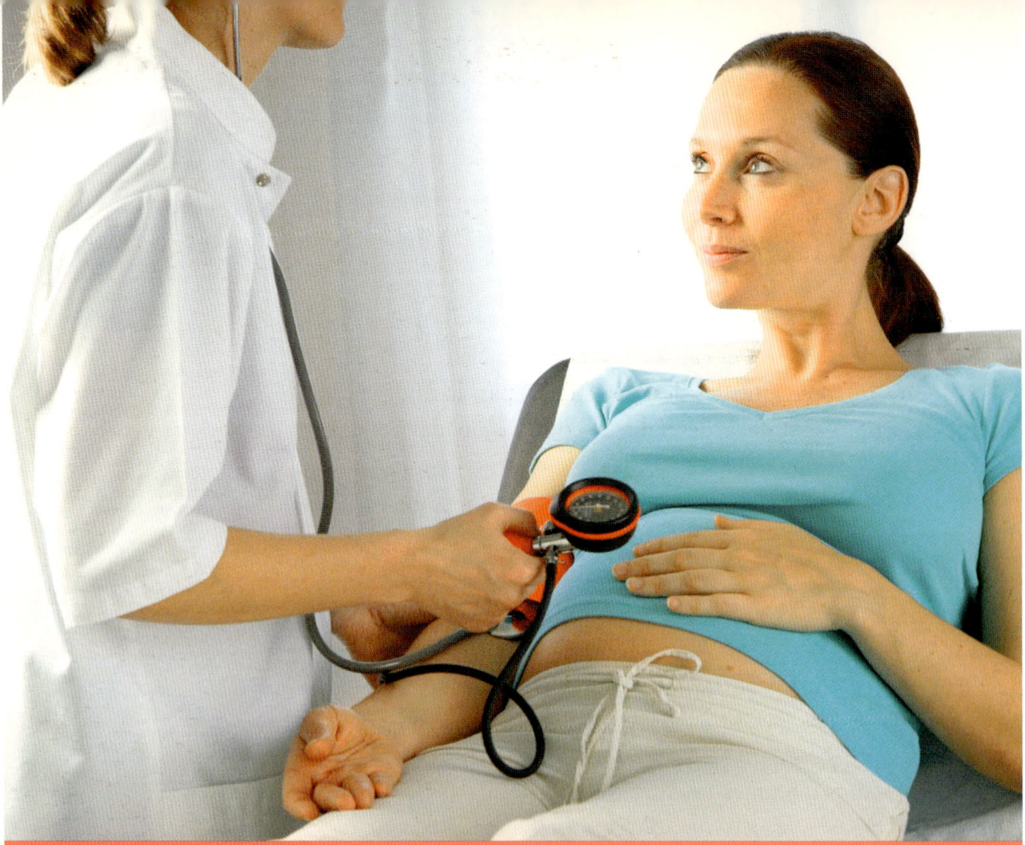

Les maladies les plus courantes après 35 ans

La grossesse exige du corps qu'il s'adapte sans cesse à un nouvel état provisoire, et ce n'est pas l'âge en lui-même qui est en cause. En fait, certains problèmes apparaissent après 35 ans et peuvent se renforcer pendant la grossesse, par exemple l'augmentation de la tension artérielle ou de la glycémie. Mais soyez rassurée : seule une partie des femmes enceintes est concernée.

L'hypertension artérielle

Une tension supérieure à 140/90 mmHg est suspecte et est le signe d'une hypertension gestationnelle, dont la plupart des femmes touchées n'ont même pas conscience. Ce n'est souvent qu'à l'occasion des examens réalisés pendant le suivi de la grossesse qu'elle est détectée. Les causes n'en sont pas clairement définies. Il est probable que les lésions subies par la muqueuse interne de l'utérus, suite à des fausses couches ou des inflammations, contribuent à la réduction de l'irrigation du placenta. En tentant d'y remédier, la tension artérielle de la mère augmente.
L'hypertension pourrait également être due à un trouble du système immunitaire ou de la coagulation sanguine.

Conséquences de l'hypertension artérielle

Si l'hypertension artérielle est associée à la présence d'albumine dans les urines, on parle de pré-éclampsie, qui, grâce à l'obstétrique moderne, est heureusement beaucoup plus rare aujourd'hui. Cela peut également s'accompagner d'une rétention d'eau au niveau des mains et du visage, qui entraîne une prise de poids supérieure à 500 g par semaine. Il est en revanche normal d'avoir les pieds gonflés à la fin de la journée au dernier trimestre de grossesse. Si elle n'est pas détectée ni traitée, cette hypertension avec œdèmes peut provoquer des convulsions – c'est ce qu'on appelle l'éclampsie. Les signes d'alerte de l'éclampsie sont les suivants :

- Maux de tête de plus en plus intenses ;
- Vertiges et agitation ;
- Troubles de la vision (par exemple scintillements) ;
- Douleurs à la poitrine ;
- Nausées.

Si vous ressentez l'un de ces symptômes, contactez immédiatement votre sage-femme ou votre gynécologue ! Évitez l'énervement, la lumière éblouissante et la télévision.

POUR PLUS DE SÉCURITÉ : L'EXAMEN DOPPLER

En cas de grossesse tardive, un examen Doppler est parfois prescrit. Il permet de détecter et de traiter en temps voulu les patientes à risque, par exemple celles présentant un dysfonctionnement de la fonction placentaire. Dans le cadre de cet examen, la circulation dans le placenta est représentée sous la forme d'un signal coloré. Parlez-en à votre gynécologue ou à votre sage-femme.

Prévention de l'hypertension

- Mangez sainement (page 99), car une carence en éléments nutritifs peut également entraîner une augmentation de la pression artérielle ! Les fruits et légumes de saison cuits sont particulièrement indiqués. Les aliments pauvres en sel et les infusions drainantes ne sont en revanche plus de mise. Les sages-femmes conseillent aujourd'hui de consommer du riz plutôt que des pommes de terre et de faire attention aux aliments riches en protéines.
- Évitez de vous mettre vous-même sous pression. Revoyez vos exigences à la baisse et soyez un peu moins parfaite. Ce n'est peut-être pas le bon moment de vouloir rénover votre appartement, de boucler les projets vous-même ou de vous marier.

IMPORTANT
Les femmes de plus de 35 ans qui doivent et veulent répondre à de nombreuses exigences dans leur vie professionnelle doivent voir dans l'hypertension un signal d'alerte. Votre travail est sans doute trop stressant et le congé maternité peut être une solution.

Votre tension est déjà trop élevée ?

Dans ce cas, votre gynécologue va surveiller votre tension de plus près et, le cas échéant, vous proposer un traitement médicamenteux. Vous pouvez également agir :

- Ménagez-vous. Ne faites plus d'efforts physiques ! En cas de doute, votre gynécologue pourra vous prescrire une aide à domicile.
- Demandez des remèdes homéopathiques à votre sage-femme.
- Voyez si le parfum de la lavande ou de l'ylang-ylang dans le brûle-parfum vous est agréable. Il abaisse la tension artérielle.

Quand la glycémie dérape

La grossesse modifie le métabolisme : vous avez maintenant besoin de deux à trois fois plus d'insuline – une hormone sécrétée par le pancréas – pour ramener votre taux de glycémie à une valeur normale. Mais l'insuline produite pendant la grossesse est plus faible. Du fait de cette insulinorésistance, qui est tout à fait normale, votre corps doit synthétiser plus d'insuline. Chez 10 % à 15 % des femmes enceintes, ce besoin accru ne peut pas être couvert naturellement. Survient alors un diabète gestationnel, c'est-à-dire que le taux de glycémie augmente pathologiquement. Le bébé en est automatiquement affecté et sécrète, comme sa mère,

une plus grande quantité d'insuline. Il en résulte une croissance plus importante.
Si vous souffrez de diabète gestationnel, faites attention aux glucides que vous consommez, par exemple le pain, les pâtes, les pommes de terre et le riz, qui déséquilibrent le taux de glycémie. Pour vous rassasier, vous pouvez manger des aliments protéiques tels que le fromage, le fromage blanc, et, de temps en temps, de la viande ou du poisson.

Traitement

Si rien n'est fait pour abaisser le taux de glycémie, de sérieuses complications menacent la mère et l'enfant. Le risque de diabète gestationnel est plus élevé chez les femmes de plus de 35 ans. Cette forme de diabète n'a cependant rien à voir avec le diabète de l'âge mûr (type 2), dont vous avez peut-être déjà entendu parler. En règle générale, le diabète gestationnel intervient dans la deuxième moitié de la grossesse, au moment où l'effet de l'insuline diminue encore davantage. Après l'accouchement, le métabolisme se rétablit presque toujours de lui-même. Une surveillance du taux de sucre dans les urines est pratiquée chez toutes les femmes enceintes à chaque consultation prénatale. En effet, la plupart d'entre elles ne remarquent aucun changement ni aucune douleur. Les signes sont rares : grande soif, mictions répétées ou

L'intolérance au glucose – un préalable au diabète gestationnel – ne peut pas être établie par test urinaire.

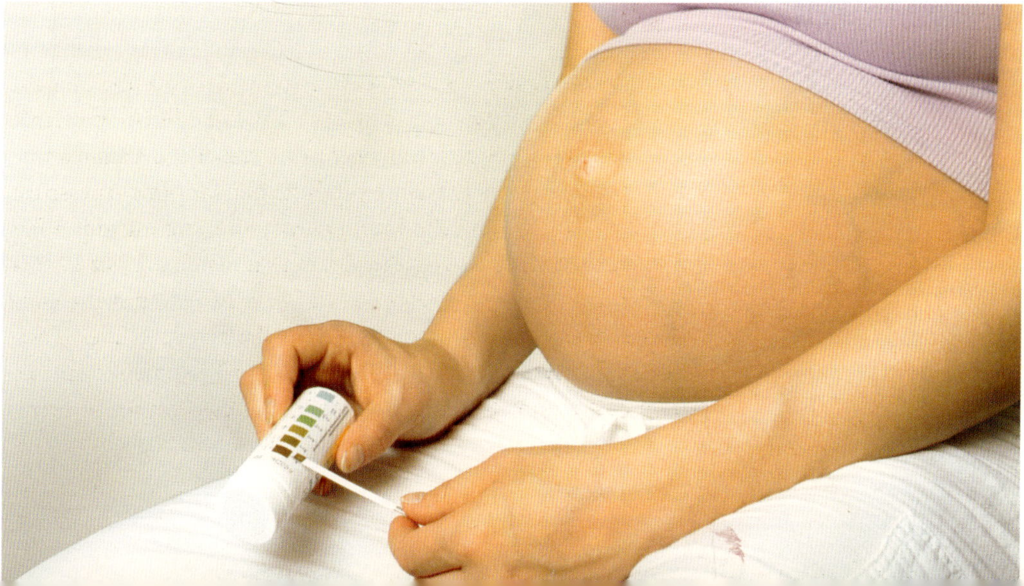

mycoses vaginales fréquentes et tenaces. La première méthode de diagnostic est le test de O'Sullivan : la glycémie est mesurée une heure après l'ingestion de 50 g de glucose. Elle doit être inférieure à 1,30 g/l. Dans le cas contraire, l'exploration se poursuit par une hyperglycémie provoquée par voie orale (HGPO). Si elle est supérieure ou égale à 2,0 g/l, le diagnostic de diabète gestationnel est posé, sans examen complémentaire.

L'hyperglycémie provoquée par voie orale (HGPO)

Pour cet examen, vous devrez faire preuve de patience. N'oubliez pas d'emmener un gros bouquin ! Une première prise de sang est effectuée à jeun. Vous devez ensuite ingérer 100 g de glucose, puis subir plusieurs prises de sang pendant 3 heures. Les valeurs limites de référence sont 0,95 g/l, 1,80 g/l, 1,55 g/l et 1,40 g/l (respectivement à jeun, à 1 heure, à 2 heures et à 3 heures). Deux mesures au-dessus de la normale correspondent à un diagnostic de diabète gestationnel. Si une seule valeur est supérieure aux normales, on parle d'intolérance au glucose.

CONSEIL : DÉTERMINER LE TAUX DE GLYCÉMIE AVEC PRÉCISION

Le taux de glycémie ne peut pas être déterminé uniquement sur la base d'un test urinaire. Les spécialistes de la gynécologie et de la diabétologie affirment que ce type de test n'est pas assez fiable. Il ne détecte en effet qu'un cas de diabète gestationnel sur 30. Seul le calcul du taux de glycémie dans le sang permet de poser un diagnostic. Chez toutes les femmes, a fortiori à partir de 35 ans, une recherche de diabète est effectuée au cours du 6e mois de grossesse. Cet examen est prescrit par le gynécologue.

En attendant le résultat

En attendant que le signal de fin d'alerte soit donné, vous devriez respecter les recommandations prodiguées en cas de diabète. Cela ne peut pas vous nuire, même si le résultat est négatif, c'est-à-dire si vous n'avez pas de diabète gestationnel.

- Contrôlez votre alimentation. Vous devez consommer des aliments sains, complets, pauvres en graisse et en sucre. Mangez avec modération : limitez-vous à 2 000 à 2 300 calories par jour, si possible réparties en cinq à six repas. Nous vous en disons plus sur l'alimentation à partir de la page 99 (« Mangez sainement »).

- Bougez (à partir de la page 93). Une activité physique régulière permet en effet d'abaisser le taux de glycémie – sans médicament.

Bonne nouvelle : le respect de ces deux règles suffit chez 80 % des femmes souffrant d'un diabète gestationnel. Chez les 20 % restants, des prises d'insuline seront nécessaires jusqu'à l'accouchement, mais pas après. Prenez conseil auprès d'un diabétologue et, par mesure de sécurité, choisissez une maternité offrant une bonne prise en charge médicale des nouveau-nés. Votre gynécologue pourra vous recommander des adresses.

Un diagnostic précoce : la clé du succès

Ce n'est que s'il n'est pas traité que le diabète gestationnel présente un risque pour vous et votre enfant. Si votre glycémie revient à la normale, aucune complication n'est à craindre. C'est pourquoi il est important que le diagnostic soit posé suffisamment tôt. Voyez avec votre gynécologue et/ou votre sage-femme si le test de O'Sullivan (page 90) doit être réitéré entre la 32e et la 34e semaine. Cela peut être par exemple nécessaire s'il existe d'autres facteurs de risque, tels que le surpoids, l'hypertension artérielle, de précédentes fausses couches ou un diabète familial.

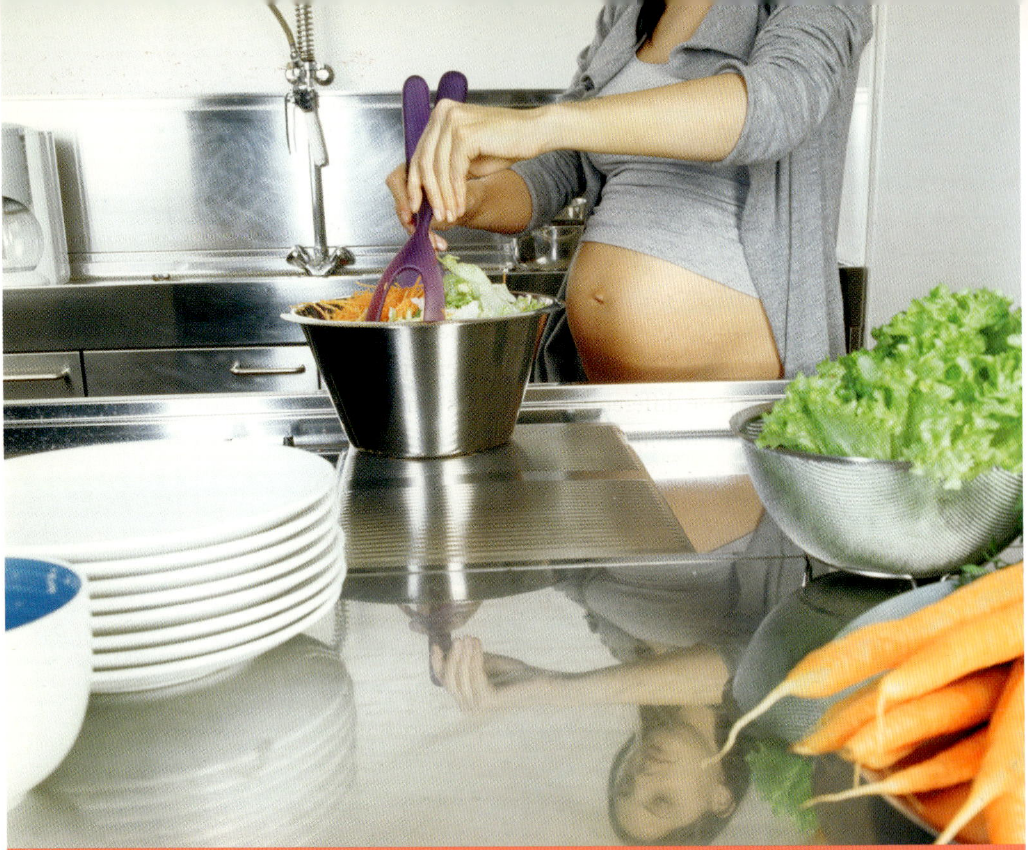

Prévenez les risques

L'activité physique et l'alimentation offrent aux femmes enceintes de plus de 35 ans une chance en or d'adopter un mode de vie sain. D'un point de vue statistique, le risque de maladies comme l'hypertension artérielle ou d'apparition d'effets secondaires désagréables tels que les douleurs dorsales est plus élevé à partir de cet âge. Mais si vous vous rendez régulièrement aux consultations de suivi et prenez soin de vous, vous pourrez profiter de ces neuf mois en toute quiétude. Sautez sur l'occasion pour améliorer vos habitudes de vie. Nous vous disons tout sur les pages suivantes.

Bougez

Selon une étude de la Deutsche Sporthochschule de Cologne (Allemagne), 76 % des femmes réduisent leur activité physique pendant leur grossesse. En l'absence de complications, il n'y a aucune justification médicale à ce comportement. Beaucoup de femmes ne savent pas quel sport elles peuvent pratiquer sans nuire à leur bébé. La question se pose différemment chez les femmes de plus de 35 ans, mais certaines conditions peuvent vous orienter : le facteur principal est votre niveau d'activité physique avant la grossesse. Si vous étiez une sportive émérite, vous pouvez poursuivre sur votre lancée. Si vous ne faisiez pas de sport, contentez-vous du vélo ou de la natation pour vous maintenir en forme.

Limitée dans vos mouvements

Aux deuxième et troisième trimestres de grossesse, la plupart des femmes ralentissent leur activité physique, car le ventre, en grandissant, limite de plus en plus leur mobilité. Mais vous remarquerez des changements dans votre corps – quels que soient votre âge et votre niveau sportif – dès le premier trimestre. Par exemple, le rythme cardiaque ralentit, et les besoins en oxygène s'accroissent. Vous vous essoufflez également plus vite. De plus, le taux de glycémie augmente et, avec lui, son hormone de régulation, l'insuline. Vous le remarquez au fait que vous tombez plus rapidement en hypoglycémie avec un niveau d'activité physique auquel vous étiez habituée avant la grossesse. Conséquence : vous ne vous sentez pas bien et vos jambes se dérobent.

Autre changement important : la rétention d'eau au niveau des tendons et des ligaments. Les articulations sont moins stables. Les femmes de plus de 35 ans qui ne sont pas très sportives doivent donc faire particulièrement attention afin d'éviter toute hernie discale. Respectez les règles suivantes :

› Buvez au moins deux à trois litres par jour. Avec une grande théière de votre thé préféré (sauf menthe et verveine, voir page 118) sucré au miel, et 1,5 l d'eau plate, vous couvrez vos besoins journaliers. Beaucoup de femmes préfèrent l'eau plate, car les eaux gazeuses peuvent entraîner des brûlures d'estomac ou des ballonnements.

CONSEIL : BOUGEZ AU QUOTIDIEN

Certaines femmes n'ont ni le temps, ni la motivation pour faire du sport. Si c'est votre cas, vous devriez bouger dans votre vie quotidienne : prenez les escaliers plutôt que l'ascenseur, téléphonez debout, rencontrez vos amis pour une promenade à pied et pas seulement pour un café, ou marchez tout simplement plus vite. Faites preuve d'imagination ! Pourquoi par exemple utiliser votre robot électrique ? Une râpe manuelle fait beaucoup plus travailler les muscles des bras.

- Une heure avant une activité physique, mangez un repas léger composé de sucres lents, par exemple un muesli aux fruits frais agrémenté d'un peu de crème fraîche.
- Les raisins et les noix délivrent rapidement de l'énergie. N'hésitez pas à en manger quand vous en avez envie.
- Votre rythme cardiaque est une bonne indication de vos limites. Vous devez les respecter.

Règles d'or du sport pendant la grossesse

- En douceur ! N'allez pas au-delà de vos limites. En cas de doute, prenez votre pouls. La fréquence cardiaque doit se situer entre 130 et 145 battements par minute de 30 à 39 ans et entre 125 et 140 battements par minute à partir de 40 ans.
- Conseils de pro ! Demandez à votre gynécologue les restrictions que vous devez respecter pendant votre grossesse.
- Adieu au stress des loisirs ! Face à l'offre pléthorique des cours pour femmes enceintes, beaucoup pensent qu'elles doivent tous les suivre. Faux ! Choisissez un seul cours et continuez à vous entraîner à la maison. Vous vous forgerez ainsi un bon programme de fitness, que vous pourrez poursuivre après l'accouchement.

Renforcez votre dos

Beaucoup de gens pensent encore qu'une grossesse normale est forcément exempte de douleur. Et quand des douleurs apparaissent, elles sont automatiquement imputées à l'âge, en particulier si vous avez plus de 35 ans. C'est même le cas des douleurs dorsales, dont se plaint pourtant la majorité des femmes enceintes. Avec les années, beaucoup de femmes (et bien sûr d'hommes) souffrent de plus en plus de douleurs dorsales. La principale cause est le manque d'entraînement des nombreux muscles dor-

L'OSTÉOPATHIE CONTRE LES DOULEURS DORSALES

Les douleurs dorsales peuvent être traitées, notamment avec des méthodes alternatives comme l'ostéopathie, une discipline reconnue depuis longtemps en France, au Royaume-Uni et aux États-Unis. Avec ses mains, l'ostéopathe élimine en douceur les blocages et les dérèglements. Vous êtes apaisée. Selon une étude contrôlée menée en 2006 par l'Académie d'ostéopathie d'Allemagne, la méthode représente un traitement efficace pour les femmes enceintes qui souffrent de douleurs dans le bas du dos ou le bassin. Vous trouverez les coordonnées d'ostéopathes auprès de l'Union Fédérale des Ostéopathes de France (voir adresse page 126).

saux de soutien. Ces muscles doivent former une sorte de corset, qui maintient la colonne vertébrale dans une position optimale. Pendant la grossesse, la tête du bébé pousse contre le sacrum, et le dos doit supporter en plus le poids de l'utérus et de l'enfant. Les abdominaux ne sont pas d'un grand secours, car ils sont distendus. En outre, les ligaments entourant les articulations vertébrales se relâchent sous l'effet des modifications hormonales. Si vous ne pratiquiez pas d'activité physique ou aviez des problèmes de dos avant la grossesse, vous aurez tendance à céder au poids qui vous tire vers l'avant et à vous cambrer. Une mauvaise posture qui peut rapidement causer des douleurs dorsales, ainsi que des problèmes au niveau des genoux et des pieds.

Il vous faut, d'une part, entretenir votre dos pendant la grossesse, et, d'autre part, le stabiliser et le renforcer à plus long terme. Pour cela, vous devez emprunter deux voies parallèles :

1. Vous détendre de manière consciente ;
2. Développer votre force musculaire.

Détendez-vous de manière consciente

Essayez de détendre vos muscles dorsaux de manière consciente au moins une fois par jour ! Vous vous préparerez ainsi de manière optimale au travail de ces muscles – et ferez aussi du bien à votre moral. Seul un muscle pleinement détendu peut permettre une contraction maximale. On sait en outre que la décontraction améliore l'irrigation des muscles. De cette manière, l'apport en oxygène des processus métaboliques est garanti. Rien que des bonnes raisons de vous faire du bien.

Ce que vous pouvez faire

- Restez au chaud : coussins aux noyaux de cerise (vendus dans les drogueries et les magasins de produits biologiques), bouillottes, couvertures en laine ou bains.
- La grossesse est une bonne période pour acquérir une technique de détente basée sur la méditation, de préférence auprès d'un professionnel. Vous pouvez par exemple opter pour le training autogène, la technique de relaxation de Jacobson, la méditation zen, le yoga ou le qigong.
- Apprenez l'art de la pause. Accordez-vous plusieurs temps morts pendant la journée. Buvez une bonne infusion, éventuellement sucrée au miel, pour faire une vraie pause.
- Ménagez votre dos ! Si ce n'est déjà fait, ne portez plus de charges lourdes, arrêtez de vous pencher sans plier les genoux et bannissez les chaussures à talons hauts.

Ce que votre compagnon peut faire

- Demandez-lui de se charger des travaux lourds, par exemple de porter à votre place les courses, les bouteilles ou vos autres enfants.
- Pour vous rapprocher : un petit massage du dos dans le lit avant de vous endormir. Demandez-lui simplement. Peut-être appréciera-t-il ? Massage bien-être : allongez-vous sur le côté, en plaçant, le cas échéant, un coussin entre les genoux pour soulager votre dos. Pour plus de plaisir, vous pouvez vous faire masser avec de l'huile préchauffée, appliquée en mouvements doux. Pour ce faire, faites chauffer le flacon d'huile dans de l'eau chaude ou un chauffe-biberon. Si vous n'avez aucune expérience en matière de massage, vous pouvez demander conseil à votre sage-femme.

  Petit conseil : protégez le lit avec une serviette.

Développez votre force musculaire

À la naissance, un bébé pèse entre trois et quatre kilos et il ne cesse de grossir mois après mois. Vous le tenez pour la tétée, le prenez dans vos bras quand il pleure et le mettez plusieurs fois par jour dans son lit. Après l'accouchement, votre corps est fortement sollicité. Dans ces conditions, il est difficile d'adopter les postures qui ménagent le dos. Tous ceux qui ont déjà eu à sortir un enfant d'un siège auto vous le confirmeront. C'est pourquoi nous vous proposons les deux exercices de base suivants. N'oubliez pas les règles d'or du sport pendant la grossesse (page 94).

Exercice 1

Cet exercice détend immédiatement le dos, remet toutes les vertèbres en place et stimule la mobilité de la colonne.

> Mettez-vous à quatre pattes. Les mains sont placées sous les épaules et dirigées légèrement vers l'intérieur. Veillez à bien répartir le poids de votre corps sur les quatre points d'appui.

> Relâchez le périnée de manière consciente. Le bas de votre dos se cambre en douceur. La partie supérieure de la colonne vertébrale se redresse comme une vague. La tête est relâchée et dirigée vers l'avant (haut). Expirez.

> Sur l'inspiration suivante, contractez le périnée à votre rythme, tout en arrondissant le bas du dos. Abaissez la tête de manière relâchée jusqu'à ce qu'elle forme un arrondi dans le prolongement du dos (page 97).

> Répétez tant que l'exercice vous est facile et agréable. Votre colonne gagnera d'autant plus en mobilité que le mouvement sera doux et fluide.

Important : travaillez toujours avec relâchement, sans brutalité.

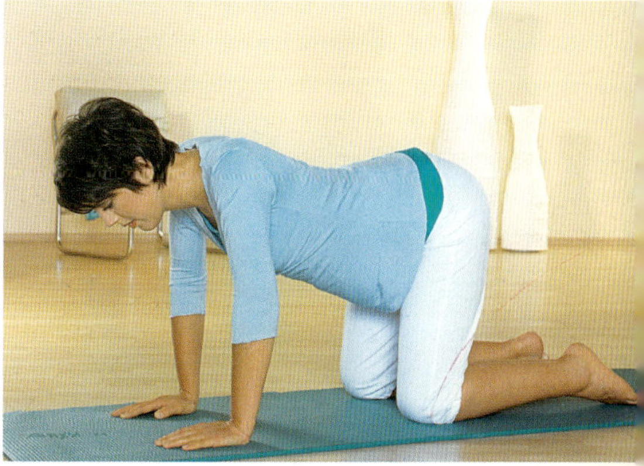

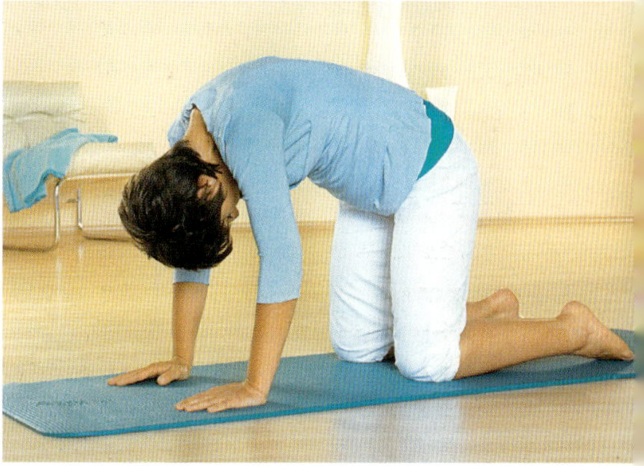

Ces positions sont également adaptées à l'accouchement. Elles vous aident à économiser vos forces.

Exercice 2

Vous pouvez effectuer un autre exercice à quatre pattes, qui renforce les muscles dorsaux longs afin de compenser le poids du ventre.

> Mettez-vous en position de table, c'est-à-dire le dos droit. Croisez les mains et posez votre tête dessus. Votre dos est maintenant incliné.

> Prolongez le dos avec votre jambe gauche, que vous tendez lentement vers l'arrière et vers le haut. Gardez la jambe levée pendant quelques secondes, puis ramenez-la en position de départ.

Répétez plusieurs fois en changeant de jambe.

Les sportives avancées peuvent baisser et lever la jambe tendue d'un à deux centimètres. Quand vous levez la jambe, le périnée se contracte. Quand vous la baissez, il se relâche légèrement. Ce mini mouvement est très efficace !

Conseil : pour vous détendre, vous pouvez décrire, toujours à quatre pattes, des cercles avec votre bassin – comme si vous aviez un pinceau sur les fesses et que vous vouliez peindre un rond sur le mur.

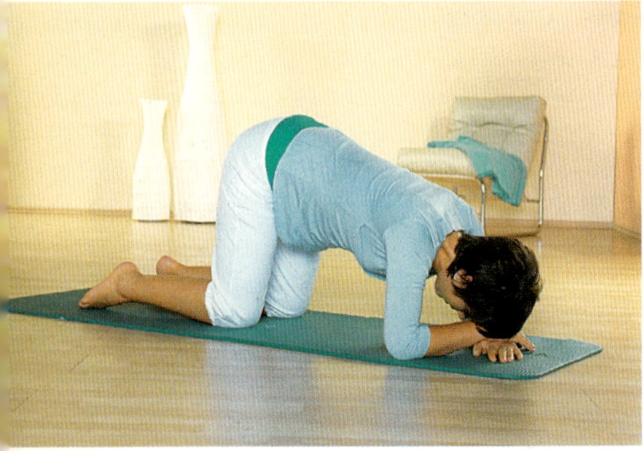

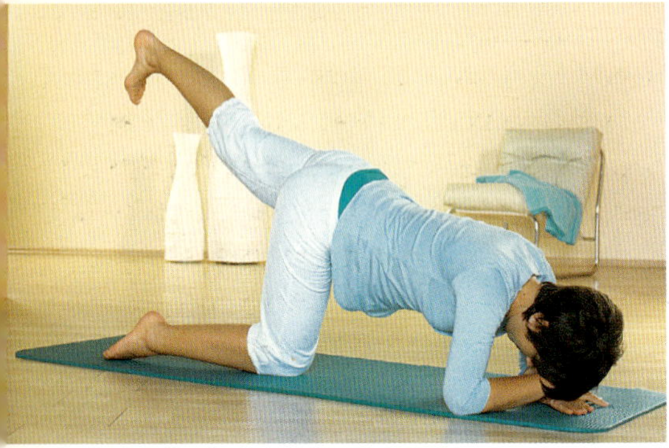

La position du haut fait du bien et détend un ventre lourd, surtout à la fin de la grossesse.

Mangez sainement

Il est important d'adopter une alimentation saine, à laquelle les cultures orientales prêtent même des vertus thérapeutiques. Mais il est rare que les bonnes résolutions soient tenues. Vous devez changer votre alimentation non seulement à la maison, mais aussi au travail. Les femmes de plus de 35 ans ont souvent tendance à l'oublier. Trouvez des solutions. Votre santé vous remerciera. Vous devez consommer des aliments de qualité, quitte à les apporter de chez vous. Vous pouvez sortir du placard votre bonne vieille gamelle si les menus proposés à la cantine ne sont pas satisfaisants. Emportez également des crudités, des fruits à coque ou des fruits si vous avez envie de grignoter. Mais, pour cela, vous devrez faire une pause, car votre système digestif n'aime pas l'agitation !

Surveillez votre poids

Beaucoup de femmes enceintes se demandent si elles retrouveront leur silhouette après l'accouchement, en particulier si, avant la grossesse, elles surveillaient leur poids. Elles balancent entre leur envie de manger (« Je peux enfin me permettre... ») et la volonté de ne pas grossir (voir aussi section « Ne cachez pas votre joli ventre rond », page 105). Il faut s'habituer à voir son ventre et sa poitrine grossir. Si ce n'est pas le moment de penser aux régimes, il ne faut pas non plus tomber dans l'extrême inverse : ne pensez pas que vous pouvez manger tout et n'importe quoi pendant la grossesse. Mangez avec plaisir des aliments riches en éléments nutritifs, à faible teneur en substances nocives – mais pas pour deux. Au début de la grossesse, ce sont vos besoins en éléments nutritifs et non en calories qui augmentent.

Les calories

Vos besoins énergétiques augmentent progressivement au deuxième trimestre de grossesse : à partir du quatrième mois, ils passent de 2 000 à 2 300 kcal par jour. La différence correspond à un muesli (yaourt, flocons d'avoine, une demie orange et quelques fruits à coque) ou à une tranche de pain avec un peu de

CONSEIL

Laissez votre balance au repos. La prise de poids est très fluctuante, car la croissance n'est pas linéaire, comme le montrent les valeurs moyennes. Contentez-vous de contrôler votre poids lors des consultations de suivi mensuelles.

beurre et de fromage. Vous grossissez quand même de 300 g à 400 g par semaine.

Les besoins énergétiques augmentent en revanche considérablement au cours du dernier trimestre. Avec l'accumulation d'eau dans le corps, vous grossissez en moyenne de 400 g à 500 g par semaine. Sur le plan médical, il est important que la prise de poids soit régulière à partir du deuxième trimestre grossesse, mais elle ne doit pas être excessive et soudaine, auquel cas elle pourrait être pathologique (par exemple, en cas de pré-éclampsie, page 87).

Ces chiffres ne sont que des valeurs indicatives, qui peuvent varier selon les individus. Si, par exemple, vous aviez tendance à prendre du poids avant vos règles, il se peut que vous grossissiez plus que la moyenne pendant la grossesse. Il arrive également que certaines femmes réagissent plus fortement aux modifications hormonales, ce qui se répercute sur la prise de poids. De plus, la saison joue aussi un rôle : en hiver, les besoins énergétiques sont plus importants qu'en été. Ajoutons à cela que la croissance évolue par paliers, aussi bien pour la mère que pour l'enfant. C'est aussi pour cette raison que la prise de poids hebdomadaire est très variable. Ne vous mettez donc pas martel en tête !

SCEPTICISME AU SUJET DES ACIDES GRAS OMÉGA 3

On continue d'entendre dire que les femmes enceintes devraient augmenter leur consommation d'acides gras oméga 3 pour améliorer les capacités cérébrales de leur enfant. Certains experts sont sceptiques.

Vitamines et sels minéraux

Selon un rapport publié en 2000 par la Société allemande de nutrition (Deutsche Gesellschaft für Ernährung), la plupart des femmes entre 25 et 51 ans présentent une carence en oligoéléments. Ces derniers englobent les vitamines et les minéraux. Leur assimilation par l'organisme est, par exemple, considérablement entravée par la pilule contraceptive, que prenaient près de la moitié des femmes interrogées dans le cadre de cette étude. Selon les chercheurs, les besoins en iode, un oligo-élément, n'étaient couverts que chez 42 % d'entre elles, et ceux en folate, une vitamine naturelle apportée par l'alimentation, que chez 53 %. Les risques de carence sont donc bien réels, car la grossesse augmente les besoins en iode et en folate : la sécrétion de la thyroxine, une hormone thyroïdienne maternelle essentielle, nécessite de l'iode. De plus, la croissance des cellules de l'enfant requiert également du folate ou de l'acide folique, un folate synthétisé, par exemple pour permettre la fermeture du tube neural. Une carence en acide folique peut entraîner des malformations, comme le spina-bifida. C'est pourquoi les gynécologues recommandent à toutes les femmes enceintes, quel que soit leur âge, une supplémentation quotidienne en iode et – au moins jusqu'à la 12e semaine – en acide folique. Les besoins ne sont en effet pas suffisamment couverts par l'alimentation.

Les besoins en oligo-éléments augmentent

Pendant la grossesse, les besoins en oligo-éléments augmentent. Si vos apports étaient déjà insuffisants, vous courez tout droit à la carence. Toutefois, il n'a pas encore été établi si les femmes enceintes d'âge mûr avaient besoin d'une supplémentation en oligo-éléments ou si une alimentation saine et équilibrée suffisait. Selon la Société allemande de nutrition, leurs besoins devraient en principe pouvoir être couverts par l'alimentation, à l'exception de ceux en iode et en acide folique (voir paragraphe précédent) et, parfois aussi, en calcium et en fer. Ce qui est sûr, c'est que vous devez désormais faire attention à acheter des aliments de qualité et à les préparer dans les règles de l'art. Oubliez tout de suite le fast-food ! Demandez à votre gynécologue si, en plus de l'iode et de l'acide folique qui sont généralement recommandés, vous devez prendre des préparations à base d'oligo-éléments, par exemple des vitamines B, des minéraux comme le calcium ou des oligo-éléments comme le zinc et le sélénium. Attention : vous ne devriez pas prendre de votre propre initiative des préparations à base de magnésium ou de fer. En effet, le magnésium est également prescrit en cas de contractions précoces, et le fer est indiqué uniquement en présence d'une carence avérée en raison de ses effets secondaires.

CONSEIL

Aujourd'hui, la grossesse est devenue un « marché » pour les suppléments en oligo-éléments et les femmes enceintes sont très courtisées par les fabricants. La « médecine orthomoléculaire » surfe sur cette tendance. Vous devez absolument faire preuve d'esprit critique !

Prenez soin de votre corps

À la trentaine, le corps change. Tout le monde est concerné à des degrés divers. Il faut donc prendre des contre-mesures, c'est-à-dire faire attention à vous. Et c'est bien sûr encore plus vrai si vous êtes enceinte, car la croissance de l'enfant sollicite davantage votre organisme. Dans le passé, on disait : « un enfant, une dent ». La vue serait également altérée par la grossesse. Ce n'est pas une fatalité ! Sur les pages suivantes, nous vous disons ce que vous pouvez faire pour vos dents, et dans quelle mesure vos yeux risquent d'être affectés par la grossesse. Découvrez aussi nos conseils pour entretenir la beauté de vos cheveux.

Prenez soin de vos dents

Les modifications hormonales intervenant pendant la grossesse entraînent un accroissement de l'accumulation d'eau dans le corps, ce qui a pour effet de fragiliser les gencives. Les dépôts et les bactéries peuvent ainsi y pénétrer plus profondément et provoquer des saignements. Un léger saignement des gencives est donc normal. Le changement de la composition de la salive pendant la grossesse (le pH est plus faible) rend par ailleurs les dents plus sensibles aux caries. Les acides et les bactéries les mettent à rude épreuve.

Chaque jour, cinq minutes de palper-rouler avec une huile de massage aide la peau à se préparer à l'étirement provoqué par la grossesse.

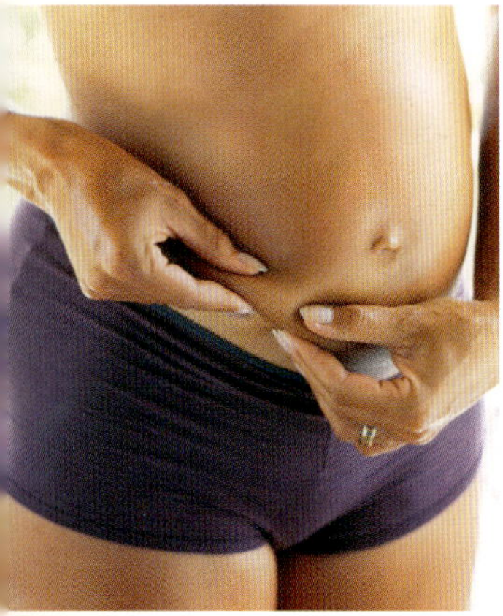

LE MYTHE DES VERGETURES

Les femmes enceintes plus âgées seraient plus sujettes aux vergetures du fait que la peau perd en élasticité avec les années. Pour autant, il est inutile de vous lancer dans des soins intensifs, car l'origine des vergetures est à rechercher ailleurs. Elles sont en effet des ruptures dans les couches supérieures de l'épiderme, qui rendent plus visibles les fibres collagènes présentes dans les couches plus profondes. Elles apparaissent – de façon plus ou moins marquée selon les individus – suite à un étirement important des tissus du ventre, de la poitrine et des fesses et à l'augmentation du taux de cortisol pendant la grossesse. L'âge n'est pas en cause.

Chez les femmes de plus de 35 ans, l'influence de la grossesse sur leurs dents dépend principalement du soin qu'elles ont apporté à leur santé dentaire au cours des années précédentes et de leurs prédispositions personnelles. Les femmes enceintes sont aujourd'hui informées de l'importance de la santé dentaire pendant la grossesse, mais ces informations ne semblent pas avoir porté leurs fruits : rares sont celles qui savent concrètement ce qu'elles peuvent faire pour avoir des dents saines. Prenez les devants : pendant la grossesse, consultez au moins deux fois votre dentiste pour faire nettoyer vos gencives. Il découvrira peut-être une parodontite, une inflammation des gencives. Si elle n'est pas traitée, cette maladie non seulement entraîne un déchaussement plus rapide des dents, mais peut aussi conduire à une naissance prématurée ou à un plus faible poids de naissance ! Les études ont montré que les naissances prématurées avant la 28e semaine étaient plus fréquentes chez les femmes souffrant d'une parodontite.
La bonne nouvelle est qu'un traitement engagé suffisamment tôt ramène le risque à un niveau normal.

CONSEIL
Utilisez une brosse à dents douce ! Elle ménagera vos gencives fragilisées. Si nécessaire, vous pouvez aussi opter pour un dentifrice plus doux (par exemple sans menthol).

La vue pendant la grossesse

Soudain, vos lunettes ne vous conviennent plus ou vous avez de fréquents maux de tête en lisant. Vous pensez sans doute qu'il vous faut des lunettes plus fortes en raison de votre âge. Mais ce n'est pas vrai. Comme le reste du corps, les yeux subissent une augmentation de l'accumulation d'eau, ce qui peut modifier la courbure du globe oculaire. L'acuité visuelle est affectée, mais seulement pendant le temps de la grossesse. Il peut aussi arriver que vos yeux s'assèchent pendant la grossesse, car il manque au liquide lacrymal les corps gras dont il est habituellement composé. Dans ce cas, vous pouvez vous mettre des gouttes dans les yeux. Demandez conseil à votre ophtalmologue. En tout état de cause, il vaut mieux attendre la fin de la grossesse pour changer de lunettes !
Attention : l'apparition soudaine d'une forte hypermétropie (difficultés à voir de près) peut-être le signe d'un diabète naissant. Si c'est votre cas, vous devez impérativement consulter votre gynécologue.

Des cheveux en pleine forme, même après la grossesse

Plus vous avancez en âge, plus votre croissance capillaire évolue, que vous soyez enceinte ou non. Le stress et une carence en éléments nutritifs peuvent également avoir des répercussions sur la santé de vos cheveux. En effet, la tension accrue du cuir chevelu retire aux racines des cheveux la force dont ils ont besoin pour pousser. Pendant la grossesse, beaucoup de femmes remarquent avec plaisir combien leurs cheveux sont abondants, épais et beaux. Cela s'explique par l'augmentation du taux d'œstrogène. Quand ce dernier diminue de nouveau après l'accouchement, la chevelure revient à son état normal. Et toute carence préexistante à la grossesse se remarque encore plus. C'est la raison pour laquelle il est important de limiter le stress, de se nourrir sainement et d'entretenir (correctement) ses cheveux et son cuir chevelu.

Il est conseillé de se coiffer avec une brosse naturelle, en particulier pendant la grossesse. Utilisez un shampooing doux, que vous appliquerez en massage uniquement sur le cuir chevelu afin de protéger les pointes. Rincez jusqu'à éliminer toute trace de shampooing. Règle d'or : le rinçage doit durer trois fois plus longtemps que le shampooing. Pour sécher vos cheveux, ne frottez pas, car cela abîmerait leur structure. Appuyez dessus avec une serviette pour expulser l'humidité. Réglez le sèche-cheveux sur une puissance moyenne. En été, il est préférable de laisser sécher vos cheveux à l'air libre. S'ils sont secs ou cassants, vous pouvez appliquer une fois par semaine un masque sur les pointes et les longueurs, mais pas sur le cuir chevelu. Profitez du temps d'action du masque pour dorloter votre joli corps arrondi.

CONSEIL : POUR DES CHEVEUX ÉCLATANTS

Si vos cheveux manquent d'éclat, vous pouvez essayer cette recette de grand-mère qui a fait ses preuves : préparez un masque acide qui rétablira le pH de vos cheveux. Ingrédients : 1 litre d'eau (de préférence de l'eau minérale), 1 cuillerée à soupe de vinaigre de cidre et le jus d'un demi-citron. De temps en temps, rincez vos cheveux avec cette préparation et un peu d'eau. Cette recette naturelle est beaucoup moins chère et plus saine que les masques du commerce.

Attention aux colorations !

Selon plusieurs études de la clinique universitaire de Heidelberg, les colorations chimiques passeraient du cuir chevelu au lait maternel. De plus, un magazine écologique allemand a testé les colorants et a trouvé dans tous les produits des substances soupçonnées de modifier le patrimoine génétique. Si vous ne voulez pas vous faire de cheveux blancs, nous vous conseillons donc de vous tourner vers les colorations végétales sans additifs chimiques.

Ne cachez pas votre joli ventre rond

Il est normal que les femmes enceintes d'âge mûr se soucient de leur apparence pendant la grossesse et après l'accouchement. Qui ne souhaite pas redevenir rapidement svelte et mince – surtout quand, à un âge plus avancé, on croit devoir prouver aux autres qu'on contrôle tout ? Vous en êtes à une étape de votre vie où vous êtes en droit de partir à la découverte de votre féminité dans toute sa splendeur. La grossesse est aussi une forme visible de sexualité et de féminité, que vous ne devez pas dissimuler. Malheureusement, certaines femmes de plus de 35 ans pensent qu'elles doivent faire preuve de retenue en raison de leur âge, et préfèrent les tenues discrètes aux vêtements qui soulignent la silhouette. Sachez-le : il s'agit de vestiges d'anciens tabous avec lesquels les femmes devaient vivre. Il y a une ou deux générations, il n'était pas convenable de dévoiler son ventre ou sa poitrine de femme enceinte. Les femmes devaient renoncer à être sexy en public. Aujourd'hui encore, il est possible que le fait de ne pas cacher votre ventre ou votre poitrine suscite la réprobation : « À ton âge… ». Mais ce qui compte, ce n'est pas ce que les autres pensent, mais de profiter pleinement de cette période de rondeurs voluptueuses. Soyez fière de vos jolies formes.

CONSEIL

Au dernier trimestre de grossesse, votre corps vous semblera peut-être étranger et difforme. C'est normal, puisque vous portez un poids auquel vous n'êtes pas habituée. Pour vous remonter le moral, vous devriez vous acheter de nouveaux vêtements de grossesse dans lesquels vous vous sentirez bien et belle. Offrez-vous ce luxe, même s'il ne reste que quelques semaines de grossesse. De toute façon, vous aurez encore besoin de ces vêtements pendant un certain temps après l'accouchement.

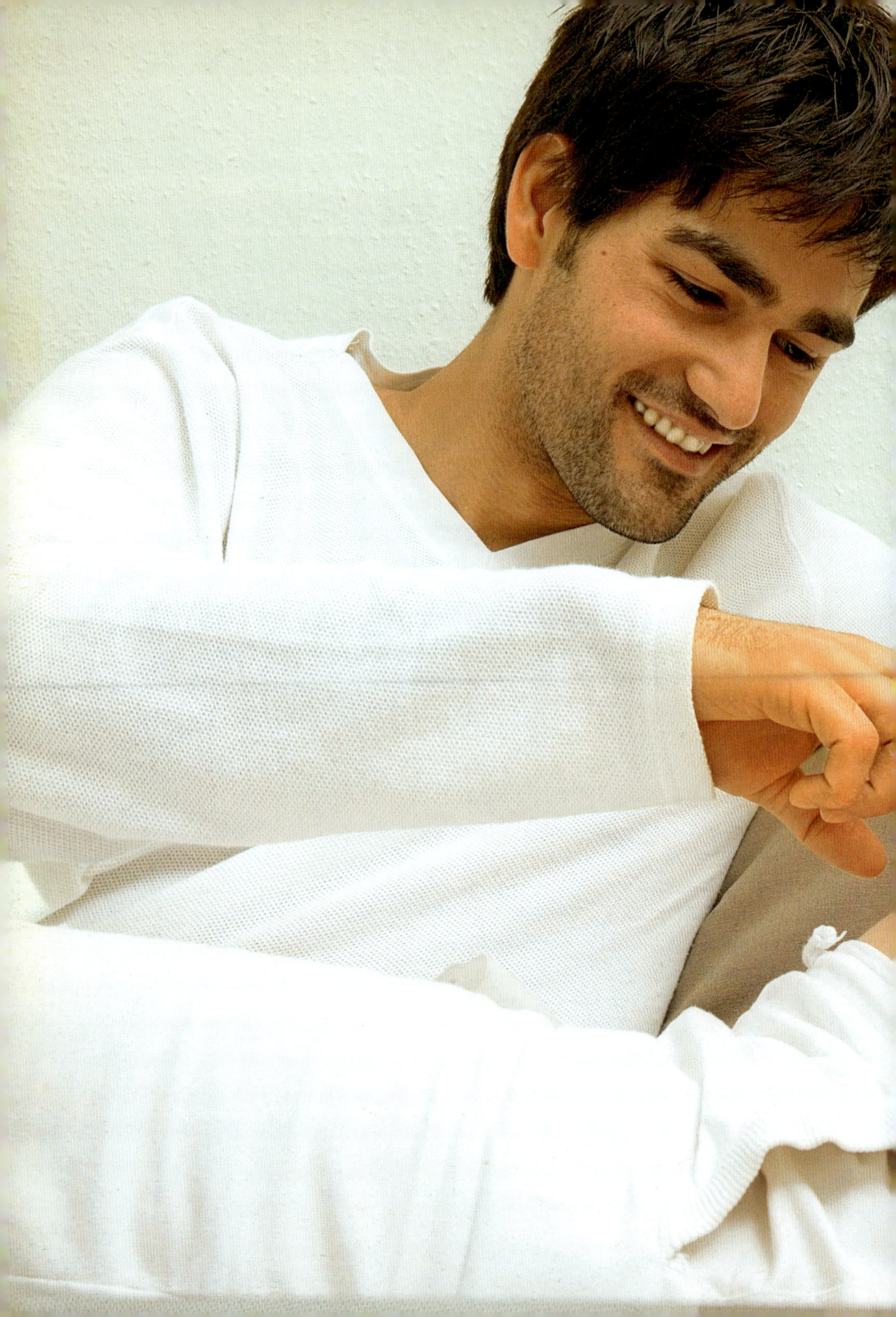

UNE AVENTURE ÉGALEMENT PSYCHOLOGIQUE

Dans ce chapitre, nous vous disons comment venir à bout de vos angoisses. Vous découvrirez combien votre expérience de la vie vous sera utile.

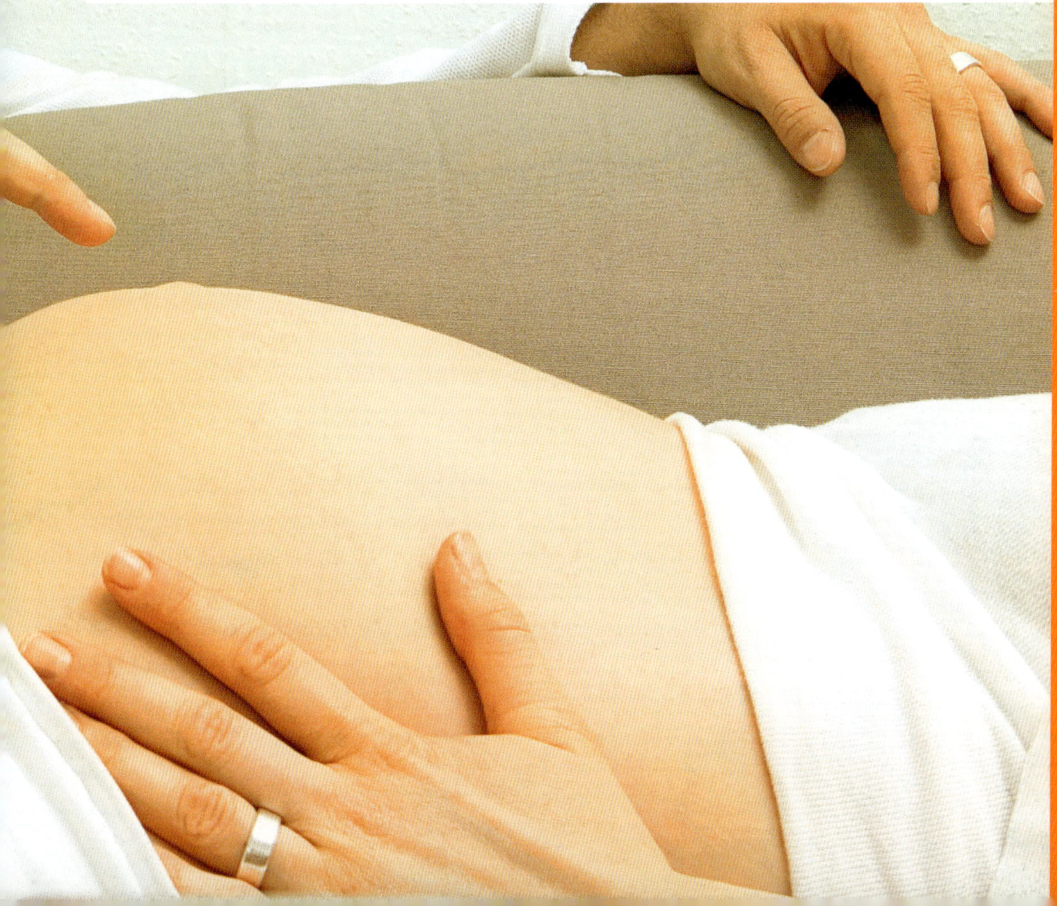

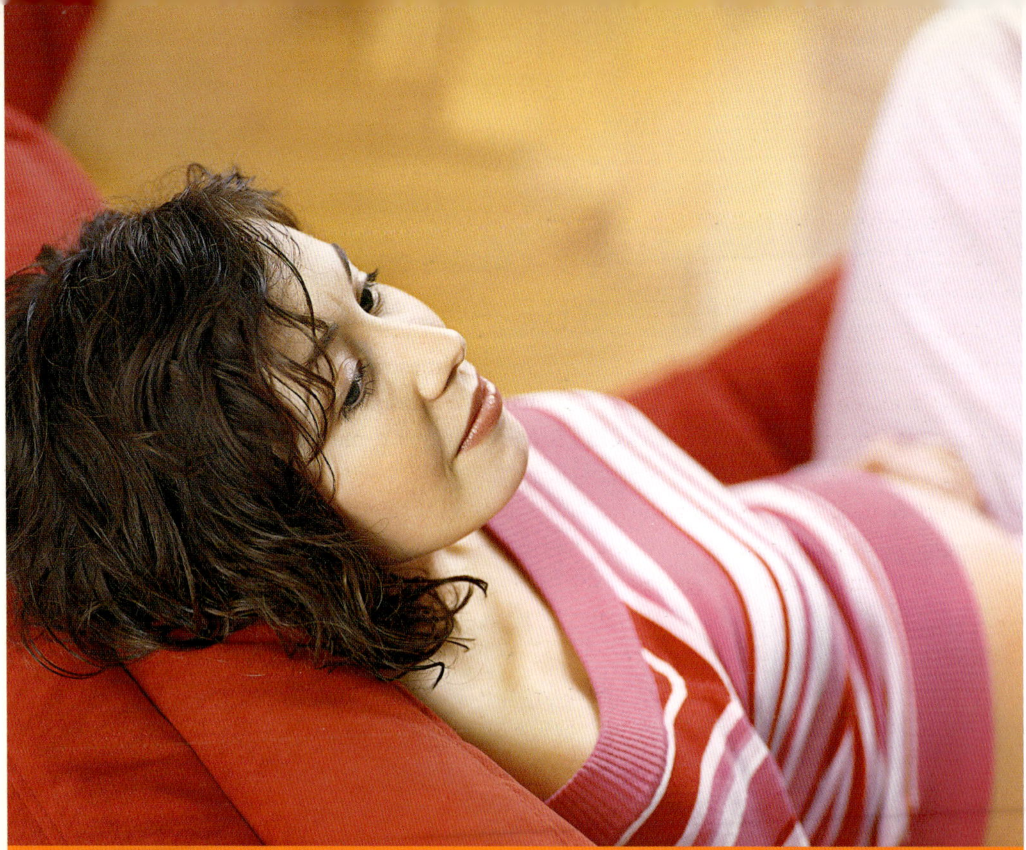

Les inquiétudes et les peurs évoluent

Chaque femme qui attend un enfant se fait plus ou moins de soucis selon le type et le déroulement de sa grossesse. Quel que soit l'âge, les sentiments négatifs comme positifs font partie du lot. Mais les femmes enceintes de plus de 35 ans voient souvent leur équilibre intérieur ébranlé par leurs angoisses. Celles-ci sont attisées à la fois par les autres, mais aussi par leurs propres doutes. Vous allez devoir faire appel à vos capacités émotionnelles et vous adapter à chaque étape de la grossesse

Vos propres craintes

Vous attendez un enfant et vous tournez une nouvelle page de votre vie. Si cette grossesse est source de joie, elle peut aussi vous amener à réfléchir, voire à nourrir certaines craintes. Tant de questions sont sans réponse. Les changements d'humeur liés aux hormones, qui apparaissent pendant le premier trimestre de grossesse, vous font parfois douter de vos capacités : « Me suis-je surestimée ? Parviendrai-je à faire face à cette grossesse et à ma nouvelle vie avec mon enfant ? ». Ces sentiments changeants sont déroutants pour la plupart des femmes, en particulier si le chemin vers le désir d'enfant a été difficile. Pourtant, ils sont tout à fait normaux au cours des premiers mois, quel que soit l'âge. Votre grossesse est devenue un défi bien réel, auquel vous devez apprendre à faire face. Avec votre bébé dans le ventre, vous êtes maintenant trois (ou quatre...) et vous devez progressivement vous habituer à cette nouvelle configuration.

Les hauts et les bas – Rien de plus normal

Les sentiments jouent à la douche écossaise, notamment chez les femmes qui connaissent une grossesse tardive : certains jours, elles se sentent fortes et se réjouissent de ce qui leur arrive. Puis le doute les assaille à nouveau : « Ne suis-je pas trop vieille pour avoir un bébé ? » ou « À mon âge, est-ce que je pourrai encore supporter le manque de sommeil ? ».

Ces réflexions, ces craintes et ces inquiétudes quant à la vie après la naissance sont naturelles. La conception d'un enfant ne fait pas automatiquement de nous des parents. Comme l'enfant, les parents doivent grandir. Pour cela, il faut du temps et être prête à changer. Soyez votre propre – et surtout votre meilleure – avocate et amie dans ce processus. N'attendez pas d'être soutenue par lesautres : prenez vous-même fait et cause pour vos besoins. Laissez aller vos pensées, mais ne ramenez pas systématiquement tout à votre âge. Imprégnez-vous « d'images intérieures » positives (page 117). Elles vous donneront du courage et renforceront votre confiance en vous.

CONSEIL

Acceptez vos sentiments comme ils viennent. Vous laisserez ainsi la porte ouverte à la sérénité et à la paix intérieure.

Restez vous-même !

À LIVRE OUVERT...
Le regard des autres est beaucoup plus critique sur les femmes enceintes plus tardivement. Il leur est donc plus difficile d'aborder leur situation sereinement, même si elles se sentent bien sur le plan physique.

Vous pourriez vivre la situation suivante : vous êtes dans la salle d'attente de votre gynécologue. À côté de vous se trouve une jeune femme d'une vingtaine d'années et, en face, une quinquagénaire. Souvent, le regard des autres empiète sur notre propre regard. Vous ne vous intéressez plus à ce que vous ressentez, mais à la façon dont les autres vous perçoivent. « Pensent-elles que je suis trop vieille pour avoir un enfant ? ». Vous reportez automatiquement vos craintes et vos réflexions sur votre entourage. C'est exactement ce que doivent éviter les femmes enceintes de plus de 35 ans ! Ne vous éloignez pas de ce que vous ressentez et de la décision que vous avez prise avec votre compagnon. L'exercice suivant vous y aidera.

Exercice : Renforcez votre confiance en vous

- Étape 1 : Prenez conscience de la manière dont vous vous sentez. Défaites-vous intérieurement de toutes les images de ces jeunes femmes enceintes très en vogue, qui envahissent la publicité et, malheureusement, aussi de nombreux ouvrages spécialisés. Soyez convaincue que ces « futures mères parfaites » sont un cliché, qui crée une pression, mais ne correspond en rien à la réalité.
- Étape 2 : Concentrez toute votre attention sur votre corps de femme enceinte. Entrez dans les détails, soyez à votre écoute et inspectez-vous : comment sont votre peau, votre poitrine et vos fesses ? Vos cheveux ? Décrivez-vous, mais sans jugement ! Exemple : « Je sens plus mon bassin qu'avant la grossesse. Il est souple et rond. »
- Étape 3 : Vous pouvez maintenant porter un jugement, en envisageant uniquement les aspects positifs dans un premier temps. Dessinez votre silhouette sur une grande feuille (format A3) et coloriez-la. Utilisez pour cela les couleurs qui, selon vous, correspondent aux différentes parties de votre corps. Ce sont les couleurs qui reflètent votre humeur du moment. Sur ce dessin, vous pouvez voir en un coup d'œil ce que vous aimez et n'aimez pas chez vous. Prenez acte des défauts que vous avez

relevés. S'ils sont importants sur le plan médical, vous devez en parler avec votre gynécologue. Si, en revanche, il ne s'agit que de critiques telles que les kilos en trop sur les hanches, soyez indulgente avec vous-même. Personne n'est parfait !

> Étape 4 : Pour finir, vous pouvez vous demander combien vous vous sentez jeune ou vieille actuellement. Faites le bilan, en vous appuyant uniquement sur les sentiments que cet exercice a fait ressortir.

Le regard des autres

Le deuxième trimestre de grossesse (13e à 28e semaine) est parfait pour faire le plein d'énergie en vue du sprint final. C'est aussi à ce moment-là que vous devez prendre des décisions importantes avec votre compagnon concernant les examens prénataux. Vous devez rester optimiste et ne pas perdre de vue votre équilibre intérieur.

Soyez sûre de votre fait

Votre ventre grossit chaque jour au-dessus du pubis et devient visible. Vous ne pourrez bientôt plus dissimuler votre grossesse. Vous devrez alors faire face aux réactions de votre entourage, qui, malheureusement, ne montre pas toujours le soutien espéré. C'est pourquoi vous devriez élaborer avec votre compagnon des stratégies pour répondre aux remarques alarmantes, voire désobligeantes, concernant votre âge. Vous serez ainsi mieux en mesure de conforter votre propre foi dans votre grossesse et de l'assumer vis-à-vis des autres, y compris vos supérieurs et vos collègues, ce qui nécessite parfois une bonne dose de confiance en soi. Découvrez ou activez vos ressources personnelles, dans lesquelles vous pourrez puiser dans cette nouvelle situation. Prenez plaisir à poser vos mains sur votre ventre et soyez à l'écoute de vos sensations.

Ces moments merveilleux vous aideront aussi à reléguer au second plan, au moins provisoirement, les opinions de certaines personnes « compatissantes » : est-il normal d'attendre un enfant passé 35 – ou même 40 – ans ? Vous entendrez ou devinerez

CONSEIL

Votre ventre commence à devenir visible au début du deuxième trimestre de grossesse. Peu à peu, le petit « bidon » devient un joli ventre rond. Asseyez-vous, posez vos mains sur votre ventre et sentez les mouvements de votre enfant – un moment beau et enrichissant.

peut-être des commentaires du type « À ton âge ? ». La famille s'inquiète de savoir si vous aurez la force de mener votre grossesse à son terme et les collègues se demandent s'il est raisonnable, à un âge avancé – et donc avec éventuellement un niveau de vie plus élevé – de renoncer à un deuxième salaire. La médecine elle-même vous a collé l'étiquette de grossesse tardive et à risque, même si vous êtes et vous vous sentez jeune. Il vous faut clarifier avec votre compagnon votre position quant au fait d'être des parents d'âge mûr. Répondez aux questions suivantes :

> Quels sont mes avantages par rapport aux parents plus jeunes ?
> Quels sont mes points forts en ce qui concerne mon nouveau rôle ?
> Quelles sont mes inquiétudes et mes craintes ?

Ayez le courage d'en parler ensemble. De nombreux couples confrontés à cette situation sont plus inhibés qu'on pourrait le croire. Il ne s'agit pas de mettre à mal votre bonheur. Mais ce n'est qu'en parlant ouvertement des éventuels aspects négatifs que vous pourrez réfléchir ensemble aux solutions.

Solidarité féminine

L'union fait la force. En tant que femme enceinte de plus de 35 ans, vous pouvez faire vôtre cette devise. Vous pouvez aussi faire vos propres expériences pour être prête le moment venu.

> Cherchez les bonnes consœurs

Parler ouvertement avec des femmes du même âge qui attendent aussi un enfant ou qui ont accouché récemment est souvent le meilleur moyen de balayer les doutes et de mettre fin aux attentes inutiles. Avec le temps, vous pourrez parler de votre grossesse et bénéficier de conseils avisés, parfois même sans les avoir demandés. Ne prenez pas tout pour argent comptant ! Les discussions d'ordre général sur la grossesse n'apportent souvent rien de neuf et peuvent même faire naître des inquiétudes. Mieux vaut parler de vos véritables craintes, même si cela requiert une certaine confiance.

> Cherchez au bon endroit

Les cours du type yoga ou natation pour femmes enceintes, prévus notamment à partir du deuxième trimestre de grossesse,

TISSEZ UN RÉSEAU

Pendant la grossesse, il n'est pas rare que les autres femmes vous offrent leur soutien et leur solidarité. Après la naissance, quand le papa aura repris le travail, vous aurez du mal à tenir le coup sans l'aide d'autres mères. Vous avez donc tout intérêt à tisser un réseau le plus tôt possible !

constituent de véritables lieux de contact pour les femmes dans la même situation que vous. Si vous savez déjà où vous allez accoucher, vous pouvez vous renseigner auprès de l'établissement. Il arrive que les femmes qui suivent ce genre de cours se retrouvent également lors des séances de préparation à l'accouchement. Une sage-femme, libérale ou de la Protection Maternelle et Infantile (son intervention est gratuite), pourra également vous aiguiller dans cette recherche. Leurs compétences ne se limitent pas à l'accouchement, mais elles englobent également le suivi des femmes enceintes.

> **N'ayez pas peur de la comparaison**

La plupart des femmes enceintes ont besoin de parler, en particulier à partir du deuxième trimestre de grossesse. C'est en effet à cette période que doit être prise la décision concernant le diagnostic prénatal. Dans ce cadre, vous devez choisir votre camp : première grossesse tardive, grossesse à risque, grossesse normale ou parfaite future maman. N'hésitez pas à demander aux autres comment elles vivent le fait d'être une femme enceinte ou une mère d'âge mûr. Abordez les thèmes qui vous tiennent vraiment à cœur. Cela demande parfois du courage.

Comment annoncer la nouvelle au travail ?

Les femmes de plus de 35 ans travaillent généralement depuis plusieurs années et occupent parfois un poste de direction. C'est peut-être votre cas. La nouvelle de votre grossesse risque alors d'être accueillie par des réactions négatives de la part de votre entourage professionnel. Les exemples suivants vous aideront à vivre plus sereinement vos relations de travail jusqu'au congé maternité :

CONSEIL

Nous vous conseillons de respecter les règles suivantes dans le cadre de vos relations avec votre employeur et vos collègues :

- Quand vous annoncez votre grossesse, précisez votre date de retour et si vous continuerez à travailler à temps plein. Toutefois, ne vous engagez pas définitivement : « En l'état actuel des choses... ».
- Dites clairement que vous souhaitez travailler, même en étant enceinte.
- Le cas échéant, prévoyez la période pendant laquelle vous devrez être déchargée d'une partie de votre travail, y compris avec votre supérieur. Vous éviterez ainsi l'épuisement et montrerez votre sens de la responsabilité et votre capacité d'anticipation.

> Montrez vos compétences

Pour vos collègues, la « bonne nouvelle » signifie qu'ils devront faire preuve de plus d'égards et éventuellement assumer une surcharge de travail si vous deviez vous absenter pour raisons de santé. Pendant votre congé maternité, un remplaçant devra être engagé et formé, ce qui implique également un surcroît de travail pour l'équipe. Plus votre domaine de spécialité est complexe, plus il est important de proposer d'emblée des collègues dont vous pensez qu'ils pourront vous remplacer sur certains dossiers. Cela traduit votre professionnalisme et montre que vous ne vous croyez pas irremplaçable. De cette manière, vous coupez l'herbe sous le pied des collègues qui aimeraient bien prendre votre place et préféreraient peut-être vous voir rester à la maison après l'accouchement.

> Ne prêtez pas attention aux envieuses

Beaucoup de femmes enceintes disent que la jalousie des femmes sans enfant s'exprime plus fortement sur le lieu de travail. Selon la rengaine « elle veut tout avoir », la vie de la collègue enceinte n'est pas forcément de tout repos. Le mieux que vous puissiez faire est de vous tenir à l'écart des femmes qui nourrissent de tels

---

« FUMER TUE »

On sait aujourd'hui que l'influence néfaste du tabagisme et les risques liés à l'âge de la mère se renforcent mutuellement. Le tabagisme actif comme passif a pour effet de réduire le volume des vaisseaux de la mère. L'acheminement de l'oxygène et des éléments nutritifs s'en trouve notablement entravé. Il en résulte un risque de carence pour l'enfant, qui peut avoir des conséquences sérieuses. Si vous avez plus de 35 ans, vous devez donc impérativement éviter de fumer ou ne pas avaler la fumée ! L'interdiction légale de fumer dans les lieux publics vous protégera par ailleurs du tabagisme passif.

---

sentiments. Dans les moments difficiles, soyez convaincue que seules les choses qu'on peut envier suscitent la jalousie. Bien entendu, vous aurez aussi droit à des messages de sympathie et de soutien, mais il n'est nul besoin de mise en garde pour cela…

> Ne vous surmenez pas

Pour que tout se passe bien au travail jusqu'à votre congé maternité, la loi vous autorise à disposer d'un aménagement de votre poste de travail si nécessaire. En tenant compte de vos limites personnelles, prévoyez les mesures appropriées dès que possible. Restez ferme et sûre de vous, même si vos collègues ou vos supérieurs vous mettent la pression. C'est de *votre* santé et de *votre* grossesse dont il s'agit. En cas de difficulté, parlez-en à votre gynécologue ou votre sage-femme.

Des sentiments mitigés en fin de parcours

Les deux premiers trimestres de grossesse s'accompagnent de petits et gros obstacles que vous arrivez à surmonter. À chaque examen, vous vous demandez si tout va bien. Plus tard, vous sentez votre enfant bouger. Il fait déjà partie de votre vie et, bientôt, il viendra au monde. Il n'est guère étonnant qu'à la fin de la grossesse, la joie se mêle à l'angoisse chez les femmes qui attendent un enfant à un âge plus avancé, et qu'elles souhaitent s'entourer de toutes les garanties. Elles ont aussi plus à perdre. Il est en effet probable qu'elles n'auront pas d'autres chances d'avoir un enfant. De plus, leur inquiétude est renforcée par l'attitude « pleine de sollicitude » de la médecine, plus concentrée sur le risque que sur le cas normal. Il en va de même pour l'accouchement. Bien sûr, vous avez le droit de nourrir des inquiétudes – qui ne doivent pas forcément être rationnelles. Mais vous devez être convaincue qu'il est fort probable que tout se passera bien.
L'exercice suivant est proposé aux enfants pour leur permettre de comprendre les chiffres et leurs relations. Amusez-vous à le faire, il sera sans doute très instructif.

CONSEIL

Faites part de vos sentiments à votre compagnon. Cela vous rapprochera et vous apaisera tous les deux. Lui aussi s'inquiète : pour vous et pour votre enfant.

Test : Logique des ensembles

- Étape 1 : Remplissez un récipient étroit et transparent avec 100 petits pois et posez un petit pois sur une assiette à côté. Comment décririez-vous la relation entre les deux ensembles ? Comme la plupart des gens, vous diriez qu'il y a beaucoup plus de petits pois dans le récipient. C'est exactement la même chose pour le risque statistique que votre âge représente en théorie : en règle générale, tout se passe bien (100 petits pois). Dans de rares cas, il y a un problème (1 petit pois), qui peut aussi être traité.
- Étape 2 : Dans quel cas le chiffre 1 vous paraît-il plus grand : 1 : 100 ou 100 : 1 ? La plupart des gens (principalement les hommes) expriment le rapport entre les deux ensembles de petits pois sous la forme 1 : 100. Il est intéressant de constater qu'avec cette variante, le chiffre 1 paraît souvent plus grand que dans le rapport 100 : 1. C'est malheureusement aussi de cette manière que beaucoup de personnes évaluent les risques possibles. On a souvent tendance à se concentrer sur les rares cas négatifs plutôt que de porter son attention sur le nombre beaucoup plus important de cas positifs.

Notez dans votre carnet de santé maternité ce qui vous fait du bien, ce qui vous donne du courage et ce que vous aimeriez refaire.

Vous pouvez changer votre point de vue. Mobilisez vos forces intérieures et, quand vous devez prendre une décision, par exemple concernant la césarienne, mettez en avant le cas normal. Vous prendrez ainsi des décisions raisonnables, mais sans précaution excessive.

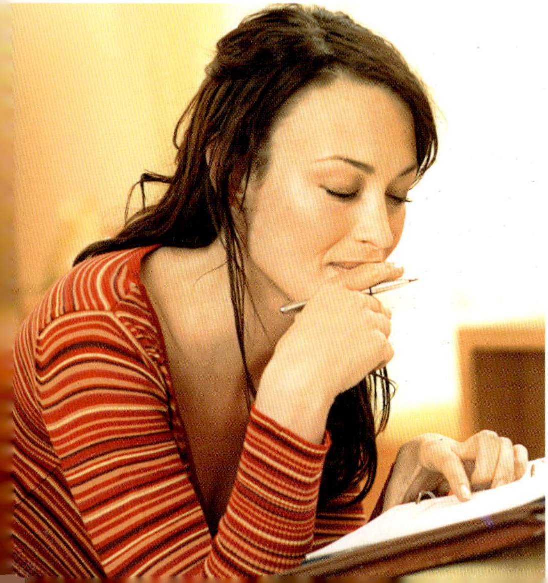

Sérénité et paix intérieure

Pour bien vous préparer à l'accouchement, vous devriez regrouper toutes vos forces au cours du dernier trimestre de grossesse : renforcez votre posture intérieure et développez votre confiance physique et émotionnelle. Beaucoup de femmes – et aussi d'hommes – savent aujourd'hui à quoi doit ressembler leur corps, mais ont perdu toute notion de sensations corporelles. Profitez des derniers mois de grossesse pour mieux ressentir la sensualité, les soins et la détente dont votre corps a besoin. Ce « flair » que vous aurez acquis vous permettra de mieux connaître vos besoins au moment de l'accouchement et de rassembler toute votre confiance pour cet événement.

Images intérieures

Penser à des images positives, une sorte d'autohypnose, est une méthode éprouvée pour renforcer sa confiance en soi. N'attendez pas pour vous entraîner régulièrement à travailler avec ces « images intérieures » :

> **Mon corps protège mon enfant**

Utilisez la technique de la visualisation pour vous représenter concrètement la grossesse. Consacrez-y quelques instants par jour, de préférence dans un endroit où vous vous sentez en sécurité, par exemple votre fauteuil préféré en hiver ou votre jardin en été. Essayez de fermer les yeux. Dirigez vos sens vers l'intérieur, comme le font les moines quand ils prient : écoutez les battements de votre cœur et votre respiration. Vous n'y arriverez peut-être pas dès la première fois, mais, avec un peu de patience, vous progresserez rapidement. Essayez maintenant de « voir » votre utérus. Un coussin épais et solide qui entoure et protège votre bébé. Visualisez le col de votre utérus. Il est bien fermé et rejette tous les germes qui proviennent du vagin. Soyez-en convaincue : ces neuf mois se passeront parfaitement bien.

> **Mon enfant est fort et viable**

Portez maintenant votre regard intérieur sur le petit être qui se trouve dans votre ventre. Essayez d'être franche par rapport à ce que vous ressentez. Au premier trimestre de grossesse, certaines femmes se représentent un petit poisson ou voient une lumière éclatante, tandis que d'autres sont simplement envahies par une sensation de tendresse. Votre image intérieure de votre enfant grandira et évoluera au fil des mois. Visualisez les battements de son petit cœur. Chaque battement dit : « Je veux vivre. » Chaque cellule de votre bébé renferme le désir et la capacité de grandir pour venir au monde. Efforcez-vous d'établir le contact avec ce petit être dans votre ventre. Sentez comme il est fort et faites

CONSEIL

Beaucoup d'artistes et de sportifs portent un talisman sur eux. Pourquoi pas vous ? Par exemple une pierre énergétique ou le premier jouet que vous avez choisi pour votre enfant.

confiance à sa volonté de vivre. Les enfants naissent dans les conditions les plus terribles, dans la guerre ou la misère.

FORTS ENSEMBLE !

Invitez votre compagnon à regarder avec vous vos « images intérieures ». Assis l'un derrière l'autre ou dos à dos, faites défiler ensemble ces visions positives.

Profitez des bienfaits de la médecine naturelle

Vous avez pris la ferme résolution de faire confiance à vous-même et à vos propres forces. Mais quand les doutes pointent le bout de leur nez, ce sont les nerfs qui en font les frais. Les sages-femmes conseillent de boire des tisanes, qui apaisent, renforcent et détendent. Renseignez-vous ou consultez la littérature spécialisée. Ou peut-être serez-vous séduite par l'une des idées suivantes ? Ce sont des méthodes éprouvées pour calmer les nerfs :

> **Des plantes médicinales sur le balcon**

Plantez une source de paix et de sérénité dans une jolie jardinière ou, si vous en avez un, dans votre jardin. Les plantes les plus conseillées sont la mélisse, le thym et la marjolaine. Vous pouvez aussi planter de la lavande entre les autres herbes. Elles peuvent être utilisées en infusion. Par mesure de précaution, il vaut mieux ne pas consommer de la menthe et de la verveine pendant la grossesse, car elles peuvent provoquer des contractions.

> **Deux idées pour utiliser la lavande**

Lavez des feuilles et des fleurs de lavande fraîches (à l'eau chaude). Placez-les dans un verre et recouvrez-les de miel. Laissez reposer quatre semaines avant de déguster. Vous pouvez aussi remplir des sachets en tissu avec des fleurs de lavande. Ils peuvent parfumer vos armoires, mais aussi le bain. Accrochez un sachet dans la baignoire pendant que l'eau coule. Beaucoup de femmes enceintes raffolent de ce bain relaxant.

> **Aromathérapie – Tout passe par le nez**

L'aromathérapie est particulièrement indiquée pendant la grossesse. C'est une manière naturelle de renforcer vos défenses grâce à des arômes agréables. Un brûle-parfum crée en outre une atmosphère de paix et d'élégance, qui vous fera du bien. À la page 126, nous vous proposons une référence bibliographique sur le sujet. Ce livre vous explique quand et comment utiliser les différentes huiles. Voici un exemple :

Mélangez plusieurs huiles essentielles de qualité, comme la lavande (détend), la bergamote (combat les baisses de moral), la rose (harmonise), la mandarine (élimine les tensions) et le bois de santal (apaise), selon votre humeur. Dosez avec parcimonie, car les femmes enceintes sont généralement plus sensibles aux stimuli sensoriels. Versez une à trois gouttes de chaque huile dans le brûle-parfum et laissez-le brûler pendant un temps limité, par exemple deux fois par heure.

Pensez à autre chose

C'est votre droit de vouloir oublier autant que possible les inquiétudes et les doutes qui vous accompagnent dans la grossesse. Parfois, il n'est d'autre solution que de se changer les idées :

› **Souvenez-vous des bons moments**

Posez un bouquet coloré ou des coquillages ramenés de vos dernières vacances sur votre bureau. Vous verrez que l'ambiance de votre lieu de travail sera toute autre.

› **Détendez-vous**

Organisez avec votre compagnon des activités reposantes et agréables. Faites une pause dans les angoisses et les questions d'organisation. Passez du temps avec des gens qui vous font du bien et vous changent les idées.

› **Reprenez vos hobbies**

Profitez du temps libre que vous laisse votre congé maternité pour reprendre vos anciens hobbies ou découvrir une nouvelle activité passionnante. Que diriez-vous de rafraîchir votre anglais ou de vous remettre à la peinture ? Vous pourrez continuer après la naissance, quand votre bébé dormira et que vous n'aurez pas encore repris le travail.

CONSEIL

Plus vous étiez habituée à avoir des responsabilités dans votre métier, plus vous risquez de vous ennuyer ou d'être anxieuse pendant votre congé maternité. C'est pourquoi il est très important d'avoir des activités personnelles.

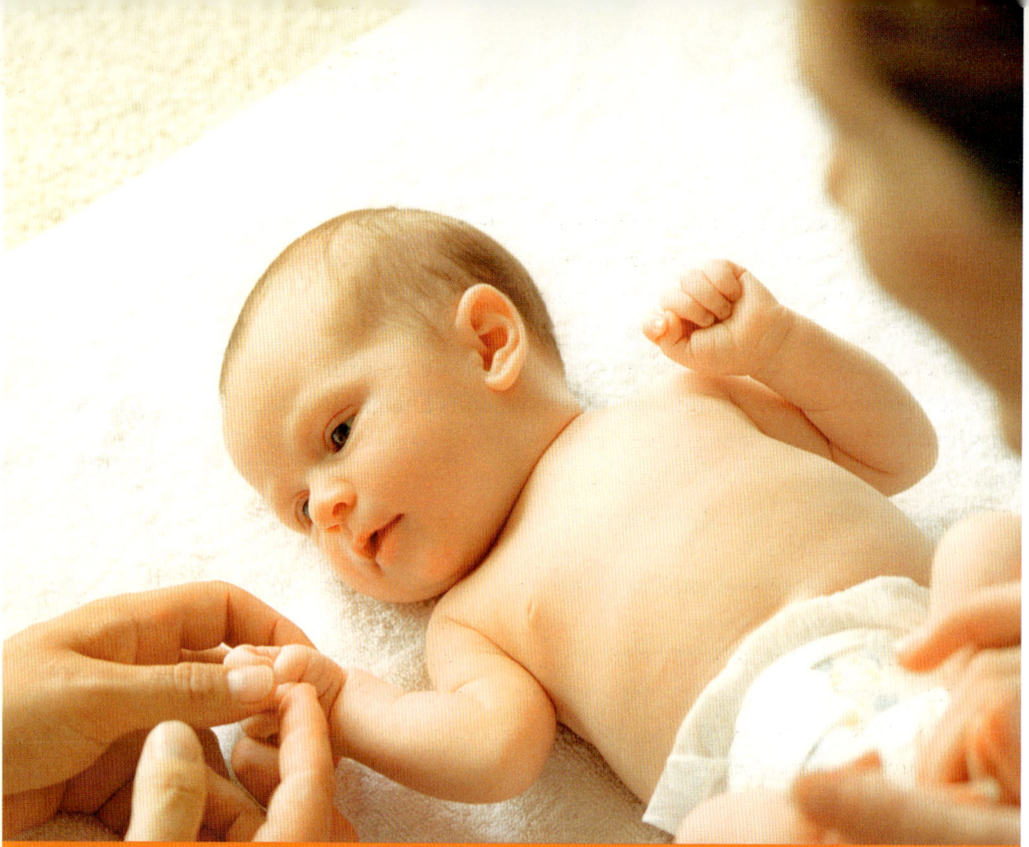

La vie avec votre enfant

Un nouveau chapitre s'ouvre pour vous : votre enfant est né ! Il va enrichir – et bouleverser – votre vie. Pour tous les parents, cette période est extrêmement émouvante. Le soulagement, la joie, mais aussi l'épuisement et le sentiment d'incertitude quant à l'avenir se succèdent tour à tour. La plupart des parents plus âgés ressentent plus intensément ces deux extrêmes : ils sont particulièrement reconnaissants, mais voient aussi s'échapper la sécurité à laquelle ils étaient habitués.

Un nouvel apprentissage

Avec un bébé, tous les parents pénètrent en terre inconnue, même après avoir réalisé et vécu beaucoup de choses dans leur vie passée. Même si vous saviez tout gérer dans votre travail, vous devez maintenant trouver un nouveau rythme, apprendre à langer et à allaiter votre enfant. C'est l'occasion unique de ressortir votre côté enfantin, mais tôt ou tard, tous les parents atteignent leurs limites. Il est important que vous ne vous opposiez pas intérieurement aux changements que provoque votre nouvelle vie.
Accueillez ce défi difficile, mais aussi merveilleux, et, comme pour la grossesse, mettez tout en œuvre pour le relever. Acceptez également vos sentiments quand l'épanouissement maternel n'est pas au rendez-vous. C'est souvent plus difficile pour les mères d'âge mûr. Elles ont appris à tout organiser, maîtriser et décider. Tout change avec un bébé. La désorganisation et l'inquiétude font désormais partie de votre quotidien ! Pour y faire face, vous devez l'accepter intérieurement et même apprendre à en sourire. Vous serez surprise des univers insoupçonnés que vous fera découvrir votre enfant. Trouvez votre voie dans cette nouvelle étape de votre vie.

APPRENDRE À ÊTRE MÈRE

Le célèbre psychiatre Daniel Stern, spécialiste du développement du nourrisson, a très justement intitulé l'un de ses ouvrages *La Naissance d'une mère*. Cette naissance n'intervient pas forcément automatiquement quand vous mettez votre enfant au monde. Il est normal de manquer d'assurance dans les premiers temps. Vous devez apprendre – même si cela vous étonne. Selon une étude à long terme menée par l'université d'Erlangen-Nuremberg, plus de 50 % des parents se plaignent de problèmes d'éducation quotidiens. Cela fait partie des défis auxquels sont confrontés tous les parents : prendre conscience de ses propres faiblesses et apprendre à les accepter. Mais elles peuvent aussi vous faire grandir. Cet état d'incertitude est particulièrement difficile à vivre pour les femmes qui ont les deux pieds sur terre et ont l'habitude de tout contrôler. Avec un bébé, cela n'est pas toujours possible.

Ne vous oubliez pas

Dans les premières semaines, les premiers mois, et même les premières années, la vie avec un bébé ressemble à un marathon. Une fois qu'il est né, vous et votre compagnon êtes de service 24 heures sur 24, week-ends et vacances compris… Seules ses exigences évoluent : nourrisson, il réclame sa tétée, y compris la nuit ; à deux ans, il teste vos limites. Cela requiert de la force et de l'énergie. Il est possible que le manque de sommeil vous fatigue plus qu'il y a dix ans. C'est normal. De plus, la plupart des femmes de plus de 35 ans ont besoin de plus de temps pour se remettre de leur accouchement. C'est pourquoi vous devriez maintenant faire particulièrement attention à vous !

Pendant la grossesse, vous avez peut-être déjà développé une capacité importante qui vous permettra de faire face aux tâches quotidiennes et de profiter de votre enfant : prendre soin de vous ! C'est vrai qu'avec un enfant aussi exigeant qu'adorable, c'est plus difficile qu'avant la naissance : dès qu'il dort, le tas de linge vous regarde d'un air réprobateur. Et votre meilleure amie qui attend que vous la rappeliez… N'essayez pas de vouloir absolument tout faire. Rien ne sera plus comme avant, car le temps que votre enfant sollicite doit être pris ailleurs. Comme lorsque vous étiez enceinte, sachez sentir quand vous avez besoin d'une pause et qu'il est temps de demander de l'aide. Pour éviter tout épuisement, lisez attentivement les conseils présentés sur la page suivante.

CONSEIL

Cultivez le sentiment de gratitude ! Après l'accouchement, vous vous êtes certainement sentie très soulagée : « Tout s'est bien passé ; notre enfant est né ». Cultivez et conservez ce sentiment de gratitude ! Cela vous aidera à passer les moments difficiles où vous voyez (encore une fois) tout en noir. N'oubliez jamais le cadeau que représente votre enfant.

Mettez votre expérience à profit

Quel que soit son âge, chaque mère est différente. Certaines profitent avec plaisir du temps que leur offre le congé maternité. Les mères plus âgées ont moins l'impression de manquer quelque chose que les femmes plus jeunes. D'autres parlent au contraire d'un choc culturel qui s'est manifesté après un certain temps. Sans un emploi du temps réglé et la routine de leur travail, il leur semble que leur vie leur échappe, surtout si elles ne trouvent pas le réconfort habituel dans leur couple. Se découvrir subitement sous le cliché « femme au foyer uniquement » peut faire provisoirement vaciller l'image de soi. Cela peut également concerner les femmes qui sont heureuses dans leur maternité. Ne laissez pas s'étioler le bonheur procuré par votre nouvelle vie. Même si cette situation vous est étrangère, vous pouvez faire appel aux capacités qui vous ont permis d'avancer dans votre vie professionnelle. Lisez les conseils suivants – et mettez-les en pratique !

> Établissez un emploi du temps

Structurez votre semaine et fixez des rendez-vous fermes pour maman et bébé, pour votre compagnon et vous, pour toute la famille, etc. Le dimanche soir, organisez la semaine à venir et répartissez les tâches

> Votre meilleur « remplaçant »

Défaites-vous du sentiment que vous seule pouvez y arriver. Dès le début, offrez à votre compagnon l'occasion d'apprendre à s'occuper de votre enfant. Impliquez-le, même si certaines choses prennent plus de temps ou qu'il les fait « à sa manière ».

> Faites des pauses

N'attendez pas d'être complètement épuisée pour passer le relais. Engagez une baby-sitter et prenez le temps de faire connaissance. Beaucoup de mères préfèrent être joignables les premières fois où elles confient leur enfant.

> Organisez votre « formation continue »

Comme au dernier trimestre grossesse, cherchez une activité qui répond à vos besoins d'adulte et offre une certaine souplesse au niveau des horaires. Vous pourriez par exemple apprendre ou rafraîchir une langue, ou vous mettre à la photographie. Prenez-y du plaisir, sans toutefois nourrir d'ambition excessive. Vous ferez ainsi le plein d'énergie – pour vous-même comme pour votre famille !

Index

K

L

M

N

O

P

Q

R

S

T

V

Livres et adresses utiles

Chez le même éditeur

BabyCentre, *La Grossesse : Questions & Réponses*

Davis A., *Aromathérapie de A à Z*

Fehrenbach L., *Enceinte et en forme(s)*, livre + CD

Guoth-Gumberger M., Hörmann E., Allaiter : *Comment choisir pour bébé ce qu'il y a de mieux.*

Hoss-Mesli C., *Le Guide pratique du papa*

Hoss-Mesli C., *Le Guide du bébé*

Kunze P., Keudel H., *Apprendre à dormir*

Kunze P., Salamander C., *Les Meilleurs rituels pour mon enfant*

Laimighofer A., *Le B.A.-BA de l'alimentation : Bien nourrir votre bébé de 0 à 1 an*

Marriott S., *Ma Grossesse au naturel : Belle et bio en attendant bébé*

Stamer-Brandt P., Murphy-Witt M., *Le B.A.-BA de l'éducation : bien élever votre enfant de 1 à 7 ans*

Voormann C., Dandekar G., *Massages pour bébé : Contact, chaleur et douceur.*

Werner M., von Braunschweig R., *L'Aromathérapie : Principes, indications, utilisations*

Webographie

Informations sur le diagnostic prénatal et l'assistance médicale à la procréation www.genethique.org

Collège Français d'Échographie Fœtale www.cfef.org

Association pour le Suivi des Nouveau-nés à Risque

Parc Technologique, immeuble le Carnot, 20-22 avenue Édouard Herriot, 92 350 le Plessis-Robinson

http://asnr.free.fr/

Naissance en Deuil

Association pour les familles concernées par le deuil périnatal http://www.naissanceendeuil.org

Avoir un enfant différent www.enfantdifferent.org

Prestations sociales (congé maternité et allocations familiales) www.ameli.fr www.caf.fr

La santé au féminin www.gyneweb.fr

Site d'information sur la trisomie 21 rédigé par le professeur Lejeune http://trisomie.21.free.fr

Association Nationale des Sages-Femmes Libérales http://www.ansl.org

Union Fédérale des Ostéopathes de France www.osteofrance.org

Service de Protection Maternelle et Infantile

Voir votre Conseil général (www.cgxx.fr, xx=numéro de votre département)

Remerciements
L'éditeur tient à remercier le Dr Muriel Prudhomme pour sa participation à cet ouvrage.

Crédits iconographiques
Photographies :
Couverture : © BRANDX/Jupiterimages
Picture Press : page 66, page 108 ; Masterfile : plat 2/page 1 ; collections personnelles : page 4, page 26 ; Corbis : page 2/3, page 8, page 72/73, plat 4 gauche ; Plainpicture : page 3, page 22, page 62, page 76 ; Photodisc : page 6/7 ; PhotoAlto Agency RF : page 32/33 ; Superbild : page 34, page 39, page 86 ; Mauritius : page 42 ; Getty : page 74, page 92, page 120 ; Antje Anders : page 80, page 97, page 98, page 102 ; Focus/SPL : page 89, plat 4 droite ; Image Source : page 106/107 ; Jump : page 116
Graphiques : Detlef Seiden-sticker, Munich

Avertissement
Les informations, méthodes et conseils présentés dans cet ouvrage sont le reflet de l'expérience et de l'opinion de leur auteur. Ils ont fait l'objet de recherches rigoureuses et correspondent à l'état actuel des connaissances. Ils ne sauraient toutefois remplacer les conseils médicaux ou psychologiques personnalisés d'un professionnel qualifié. Chaque lectrice est responsable de ses actions. Ni l'auteur, ni l'éditeur ne sauraient être tenus responsables quant aux éventuels préjudices ou dommages qui pourraient découler de la mise en œuvre des conseils pratiques proposés dans cet ouvrage.

Traduit de l'allemand par Frédérique Bath M'Wom

Adaptation française par le Dr Muriel Prudhomme

Principe de maquette : independent Medien-Design, Claudia Hautkappe, Munich.

Adaptation et mise en page : Exégraph

Couverture : Sylvie Milliet

ISBN : 978 2 7114 2021 6
Dépôt légal : mai 2009
Achevé d'imprimer par Rotolito Lombarda en Italie.